Playfair · Immunologie auf einen Blick

J. H. L. Playfair

Immunologie auf einen Blick

Grundbegriffe für den Mediziner

Walter de Gruyter
Berlin · New York 1989

Titel der Originalausgabe
Immunology at a Glance, fourth edition

Autor der Originalausgabe
J. H. L. Playfair, Professor of Immunology
Middlesex Hospital Medical School, London

Übersetzung und Bearbeitung der deutschsprachigen Ausgabe
Dr. med. Ralf Paus, München
Jutta Halbekath, Berlin

Dieses Buch enthält 38 Abbildungen

CIP-Titelaufnahme der Deutschen Bibliothek

Playfair, J. H. L.:
Immunologie auf einen Blick : Grundbegriffe für den Mediziner / J. H. L. Playfair. [Übers. u. Bearb. d. dt.-sprachigen Ausg.: Ralf Paus ; Jutta Halbekath]. – Berlin ; New York : de Gruyter, 1989
Einheitssacht.: Immunology at a glance <dt.>
ISBN 3-11-011721-5
NE: Paus, Ralf [Bearb.]

Umschlagentwurf: Rudolf Hübler, Berlin
Satz: Arthur Collignon GmbH, Berlin
Druck: Gerike GmbH, Berlin
Bindung: Dieter Mikolai, Berlin

Vorwort

Die „Immunologie auf einen Blick" macht den erfolgreichen Versuch, Grundbegriffe der Immunologie all jenen nahezubringen, die sich zum ersten Mal mit diesem Stoffgebiet beschäftigen. Besonders originell sind die jedem Kapitel vorangestellten 38 Zeichnungen, mit deren Hilfe der jeweilige Teilaspekt erschlossen werden kann. Dabei ist ein strenges didaktisches Konzept durchgehalten: Jeder Abbildung ist eine mehr oder weniger umfangreiche Legende beigegeben, die auf der gegenüberliegenden Seite durch ein Glossar, welches die gebräuchliche Fachterminologie enthält, ergänzt wird. Auf diese Weise werden die wichtigsten immunologischen Vorgänge, in 38 Kapitel untergliedert, dargeboten.

Hat der *Student* oder der *Arzt im Praktikum*, an den sich dieses Buch hauptsächlich wendet, erst einmal den Stoff sorgfältig durchgearbeitet, dann stellt die Abbildung zusätzlich ein Repetitorium dar.

Die englische Originalausgabe hat innerhalb kürzester Zeit ihre 4. Auflage erlebt und liegt zudem in italienischer, spanischer und japanischer Übersetzung vor.

Berlin, im Dezember 1988

Der Verlag

Hinweis für den Benutzer

Jede der Abbildungen behandelt ein spezielles Thema und entspricht etwa einer Lektüre von 45 Minuten Dauer. Anfänger auf dem Gebiet der Immunologie sollten zunächst die Texte (linke Seiten) durchlesen und die Abbildungen vorerst nur als Anleitung benutzen. Dies ist in einem Durchgang zu schaffen.

Sind die Grundzüge erst einmal verstanden, ist es wahrscheinlich am günstigsten, sich auf jeweils eine Abbildung zu konzentrieren. Einige von ihnen sind recht kompliziert und sicher nicht „auf einen Blick" zu erfassen. Sie wollen mit Hilfe der Glossare (rechte Seiten) durchgearbeitet sein. Für weitergehende Informationen über besonders interesssierende Einzelheiten ist der Index zu Rate zu ziehen. Nach sorgfältigem Durcharbeiten sollten die Abbildungen später kaum mehr als einen flüchtigen Blick erfordern, um die Erinnerung aufzufrischen.

Die englischen Begriffe in den Abbildungen finden sich im deutschen Text wieder und werden erläutert. Auf diese Weise wird gleichzeitig eine sprachliche Einführung in die zumeist englisch verfaßte Fachliteratur vermittelt.

Es ist klar, daß die Abbildungen nicht maßstabsgetreu, sondern stark schematisiert sind. Daher können die Größenverhältnisse innerhalb einer Abbildung mehrfach wechseln. Die tatsächlichen Größenverhältnisse einiger Zellen und Moleküle können im Anhang nachgeschlagen werden.

Inhalt

1 Das Gebiet der Immunologie

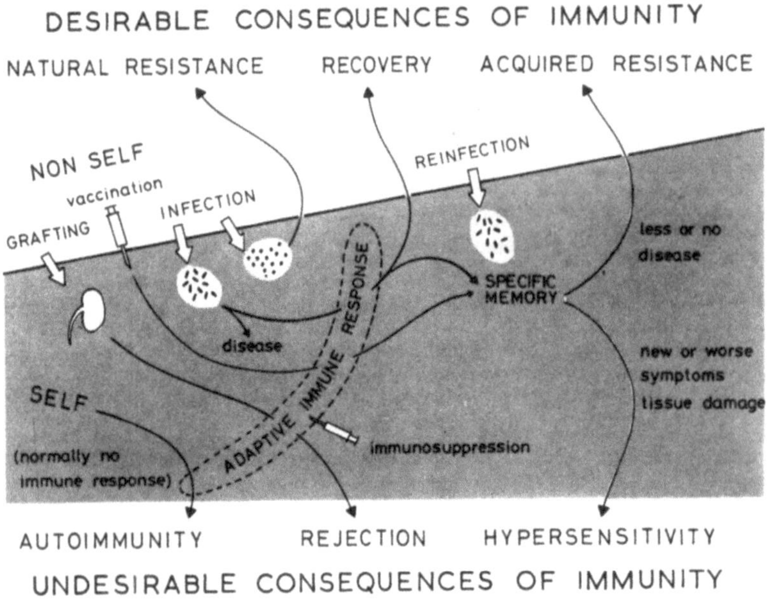

Immunität ist das Erkennen und Beseitigen von fremdem oder „nicht-eigenem" Material, das in den Körper eindringt (in der Abb. durch weiße Pfeile dargestellt), gewöhnlich in Form von infektiösen Mikroorganismen, manchmal allerdings auch als lebensrettendes Organtransplantat. Wir unterscheiden eine **„natürliche"** (d. h. angeborene und unveränderliche) Abwehr von Infektionen von einer **„erworbenen"** Abwehr als Ergebnis eines Anpassungsprozesses des Immunsystems (adaptative Immunität, Bildmitte).

Die Immunologie beschäftigt sich mit dem Studium der Organe, Zellen und Moleküle, die für diesen Erkennungs- und Beseitigungsprozeß verantwortlich sind (das Immunsystem), analysiert die komplexe Immunantwort und ihre Konsequenzen – die wünschenswerten (desirable, oben) wie die unerwünschten (undesirable, unten) – und beschäftigt sich mit den möglichen Wegen, auf denen die Abwehr vorteilhaft gesteigert oder vermindert werden kann.

Es ist anzumerken, daß manche Wissenschaftler, z. B. sowjetische, die Immunologie in andere Bereiche ausdehnen, die ebenfalls Beziehungen zwischen Zellen beschreiben, etwa in den der embryonalen Entwicklung. Dagegen ziehen die meisten westlichen Immunologen hier die Grenze. Bislang scheint die engere Auffassungsweise der Immunologie zu größeren Fortschritten geführt zu haben. Auf lange Sicht jedoch läßt sich kaum vorstellen, daß Immunologen und Embryologen nicht schließlich ihre Kräfte vereinen werden, denn das Phänomen der **Erkennung** ist ein Schlüsselthema in beiden Disziplinen.

„Nicht-Selbst", körperfremd (non-self). Ein in der Immunologie viel verwendeter Ausdruck. Er bezieht sich auf alles, was sich von den körpereigenen Bestandteilen eines Tieres unterscheidet. Aus immunologischer Sicht sind infektiöse Mikroorganismen und Zellen, Organe oder sonstiges von einem anderen Tier stammende Material die wichtigsten körperfremden Substanzen. Manchmal können jedoch auch Medikamente und sogar normale Nahrungsmittel, die natürlich auch körperfremd sind, Anlaß zu Abwehrreaktionen geben.

Infektion (infection). Parasitär lebende Viren, Bakterien, Protozoen, Würmer oder Pilze, die in den Körper oder seine Oberflächen einzudringen suchen, sind wahrscheinlich die eigentliche „raison d'être" des Immunsystems. Tiere höher entwickelter Spezies, deren Immunsystem geschädigt oder defekt ist, fallen häufig Infektionen zum Opfer, denen gesunde Tiere widerstehen können.

Natürliche Abwehr (natural resistance). Antimikrobielle Abwehrmechanismen verhindern das Eindringen vieler Mikroorganismen (schwarze Punkte in der Abb.) oder eliminieren sie rasch. Anderen Mikroorganismen hingegen (schwarze Balken) gelingt es, der Eliminierung zu entgehen und durch ihr Überleben Krankheiten hervorzurufen.

Adaptative Immunantwort (adaptive immune response). Die Entwicklung oder Verstärkung von Abwehrmechanismen als Reaktion auf einen bestimmten („spezifischen") Reiz, z. B. einen Krankheitserreger. Diese Reaktion kann zur Beseitigung des Erregers und zur **Heilung** der betreffenden Krankheit **(recovery)** führen und hinterläßt häufig beim Wirt ein **spezifisches immunologisches Gedächtnis (specific memory)**, das ihn in die Lage versetzt, bei einer Reinfektion mit dem gleichen Mikroorganismus eine wirksamere Immunantwort in Gang zu setzen; dies wird dann als **erworbene Resistenz (acquired resistance)** bezeichnet. Da der Körper nicht von vornherein „weiß", welche Mikroorganismen für ihn schädlich sind und welche nicht, begegnet er gewöhnlich allem Fremdmaterial, z. B. auch relativ harmlosen Pollen, mit einer Immunantwort, als wäre es schädlich.

Impfung, Vakzination (vaccination). Eine Methode, die adaptative Immunantwort zu stimulieren und ein immunologisches Gedächtnis zu erzeugen, ohne daß dabei die vollen Symptome der entsprechenden Krankheit durchlitten werden. Der Name Vakzination leitet sich von den Vaccinia- oder Kuhpockenviren ab, die von Jenner zum Schutz gegen die Pocken eingesetzt wurden.

Transplantation (grafting). Während Zellen oder Organe eines anderen Individuums in der Regel die Abwehrmechanismen der natürlichen Immunität überleben, werden sie von der adaptativen Immunantwort angegriffen und dadurch **abgestoßen (rejection)**.

Autoimmunität (autoimmunity). Die körpereigenen Zellen und Moleküle („self") rufen normalerweise keine adaptative Immunantwort hervor, da eine Reihe spezieller Mechanismen existiert, die einen Zustand von Toleranz gegenüber körpereigenem Material sicherstellen. Dennoch kann es unter bestimmten Umständen zu einer Immunantwort kommen, so daß körpereigene Strukturen angegriffen werden, als wären sie Fremdmaterial, was man Autoimmunität bzw. Autoimmunkrankheit (autoimmune disease) nennt.

Überempfindlichkeit (hypersensitivity). Bei einer Zweitexposition gegenüber dem gleichen Stimulus kann das „spezifische Gedächtnis" manchmal zu unangenehmen oder auch schädigenden Auswirkungen auf körpereigene Gewebe (tissue damage) führen (unabhängig davon, ob der Stimulus selbst eliminiert wird oder nicht). Hier handelt es sich um eine sog. Überempfindlichkeitsreaktion; Beispiele dafür sind Allergie (Heuschnupfen) und bestimmte Nierenkrankheiten.

Immunsuppression (immunosuppression). Autoimmunität, Überempfindlichkeit und vor allem Transplantatabstoßung machen es manchmal erforderlich, adaptative Immunantworten durch Medikamente oder andere Methoden zu unterdrücken.

2 Natürliche und adaptative Immunmechanismen

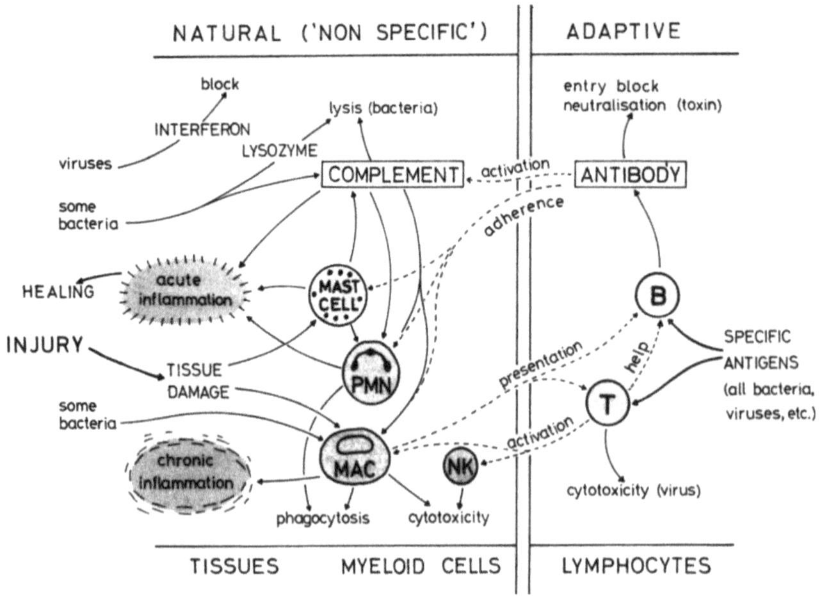

So wie die Abwehr von Krankheit natürlich oder erworben sein kann, lassen sich auch die zugrundeliegenden Mechanismen in **natürliche** (links) und **adaptative** (rechts) unterteilen, die jeweils sowohl **zelluläre** (untere Hälfte) als auch **humorale** (d. h. frei im Serum oder den Körperflüssigkeiten befindliche; obere Hälfte) Elemente umfassen. Dabei erfüllen die entwicklungsgeschichtlich jüngeren adaptativen Mechanismen viele ihrer Funktionen in enger Zusammenarbeit mit den älteren Mechanismen der natürlichen Abwehr.

Die natürliche Immunität beruht im wesentlichen auf den gleichen Vorgängen, die als unspezifische Reaktion auf einen Gewebsschaden (tissue damage) zu beobachten sind und das **Entzündungsgeschehen** (inflammation) ausmachen (s. linke Bildhälfte). Einige Zellen (z. B. Makrophagen) und einige humorale Faktoren (Komplement, Lysozym) haben eine begrenzte Fähigkeit, Bakterien zu erkennen und zu beseitigen; außerdem können die meisten Zellen Interferon sezernieren, das ausschließlich gegen Viren wirksam ist. Der Ausdruck „unspezifisch" ist daher nicht ganz korrekt, obwohl er häufig als Synonym für „natürliche" Immunität gebraucht wird.

Die adaptative Immunität gründet sich hingegen auf die speziellen Eigenschaften der **Lymphozyten** (T und B; unten rechts), die selektiv auf Tausende von als „nicht-eigen" erkannte Materialien, sog. **Antigene**, reagieren können. Dies führt zu einem spezifischen Gedächtnis für diese Antigene und zu einer dauerhaft veränderten Reaktionsweise bei erneuten Kontakten und stellt eine Anpassung an die jeweilige Umwelt des Tieres dar. Obwohl adaptative Mechanismen allein gegen bestimmte Antigene wirksam sein können (s. rechte Bildhälfte), wird die Mehrzahl ihrer Wirkungen durch eine enge Kooperation von Antikörpern mit den Faktoren des Komplementsystems und den phagozytierenden Zellen der natürlichen Abwehr sowie von T-Zellen mit Makrophagen (gestrichelte Linien) erzielt. Infolgedessen führt die adaptative Immunantwort dadurch, daß sie die natürlichen Immunmechanismen aktiviert, häufig zur **Entzündung** (akute oder chronische Entzündung); entwickelt sich die Entzündung zu einem funktionslosen Ärgernis, spricht man von einer **Überempfindlichkeitsreaktion** (hypersensitivity).

Die einzelnen Elemente dieses stark vereinfachten Schemas werden im Detail auf den folgenden Seiten behandelt.

Natürliche Immunität (Natural Immunity)

Interferon. Eine Proteinfamilie, die von vielen Zellen als schnelle Antwort auf eine Virusinfektion gebildet wird und die die Virusreplikation in anderen Zellen hemmt.

Lysozym, Muramidase (lysozyme). Von Makrophagen sezerniertes Enzym, das die Zellwände mancher Bakterien angreift. Interferon und Lysozym werden manchmal auch als „natürliche Antibiotika" bezeichnet.

Komplement (complement). Eine Kaskade von Enzymen im Serum, die bei ihrer Aktivierung ausgeprägte Entzündungserscheinungen hervorrufen und (u. a.) die Lysis von Bakterien bewirken. Manche Bakterien aktivieren Komplement direkt, andere nur durch die Bindung an Antikörper.

Lysis. Irreversibles Austreten von Zellinhalten infolge einer Schädigung der Zellmembran.

Mastzelle (mast cell). Eine große Gewebszelle, die unter dem Einfluß von Antikörpern und bei direkter Schädigung Entzündungsmediatoren sezerniert. Durch Steigerung der Gefäßpermeabilität ermöglicht das Entzündungsgeschehen Komplementfaktoren und Zellen, aus dem Blut in die Gewebe einzudringen (s. Abb. 6).

Neutrophiler Granulozyt (PMN, polymorph nuclear leucocyte). Eine kurzlebige Blutzelle mit „Reinigungs-"Aufgaben, deren Granula stark wirksame bakterizide Enzyme enthalten.

Makrophage (MAC, macrophage). Große Gewebszelle, die für die Beseitigung von geschädigtem Gewebe, Zellen, Bakterien usw. verantwortlich ist. Da sowohl neutrophile Granulozyten als auch Makrophagen aus dem Knochenmark stammen, sind sie auch als Zellen der **myeloischen** Reihe bekannt.

Phagozytose (phagocytosis). Aufnahme fester Teilchen in das Zellinnere. Makrophagen und neutrophile Granulozyten (die früher „Mikrophagen" genannt wurden) sind die wichtigsten Phagozyten. Der größte Teil des in die Gewebe eindringenden Fremdmaterials wird früher oder später durch diesen Mechanismus beseitigt.

Zytotoxizität (cytotoxicity). Makrophagen können einige Zellen (möglicherweise auch Tumorzellen) abtöten, ohne sie zu phagozytieren; auch eine Reihe anderer Zellen hat diese zytotoxischen Fähigkeiten.

NK Natural-Killer-Zelle. Eine lymphozytenähnliche Zelle, die einige Zielzellen abtöten kann, jedoch nicht über den Rezeptor oder die fein abgestimmte Spezifität verfügt, die für die Lymphozyten charakteristisch sind.

Adaptative Immunität (Adaptive Immunity)

Antigen. Ein Antigen ist, streng genommen, eine Substanz, welche die Produktion von **Antikörpern (antibody)** stimuliert. Häufig wird dieser Ausdruck jedoch verwendet, um damit eine Substanz zu kennzeichnen, die irgendeine adaptative Immunantwort auslöst. Typischerweise handelt es sich bei Antigenen um Fremdmaterial („nicht-Selbst") in Form von festen Teilchen (z. B. Bakterien, Zellen usw.), oder großen Protein- oder Polysaccharidmolekülen. Unter bestimmten Umständen können allerdings auch kleine Moleküle und sogar Eigenmaterial antigenen Charakter gewinnen. Die wichtigste Eigenschaft eines Antigens ist ein Oberflächenmerkmal, das der Körper als „fremd" erkennen kann (s. Abb. 17, 18).

Spezifisch, Spezifität (specific, specificity). Ausdrücke, die gebraucht werden, um die Produktion einer für den gegebenen Stimulus mehr oder weniger selektiven Immunantwort zu kennzeichnen (z. B. ein Lymphozyt, der auf ein ganz bestimmtes Antigen antwortet, oder ein Antikörper, der zu diesem Antigen „paßt"). Antikörper gegen das Masernvirus binden z. B. nicht das Mumpsvirus: sie sind für Masern „spezifisch".

Lymphozyt (lymphocyte). Eine kleine Blutzelle, die zwischen Gewebe, lymphatischem System und Blut zirkuliert und als Körper-„Polizei" für Fremdmaterial fungiert. Ihre Fähigkeit, einzelne Antigene durch spezialisierte Oberflächenrezeptoren zu erkennen und sich in zahlreiche Zellen von identischer Spezifität und langer Lebensdauer zu teilen, macht sie zum idealen Träger der adaptativen Immunantwort. Man unterscheidet zwei Hauptpopulationen von Lymphozyten: T und B.

B-Lymphozyten sezernieren Antikörper, die humoralen Bausteine der adaptativen Immunität.

T (vom Thymus abstammende) -Lymphozyten unterteilt man in weitere Subpopulationen aufgrund ihrer verschiedenen Funktionen, nämlich den B-Lymphozyten zu „helfen", virusinfizierte Zellen abzutöten, Makrophagen zu aktivieren usw.

Antikörper (antibody). Serumglobuline, die mit einer großen Vielfalt unterschiedlicher Antigene spezifisch reagieren können. Antikörper können Bakterientoxine binden und diese neutralisieren. Indem sie sich an die Oberfläche von Viren, Bakterien und anderen Parasiten binden, fördern sie die Adhärenz (adherence) dieser Mikroorganismen an myeloische Zellen und beschleunigen dadurch die Phagozytose. Durch die Fähigkeit vieler Antikörper, Komplement zu aktivieren, wird dieser Prozeß noch unterstützt.

Präsentation (presentation). Die „Präsentation" von Antigenen durch spezielle Makrophagen gegenüber T- und B-Lymphozyten ist eine notwendige Voraussetzung für die meisten adaptativen Immunantworten; hierbei handelt es sich um ein Beispiel von „umgekehrter Interaktion" zwischen adaptativen und natürlichen Immunmechanismen.

Hilfe (help) durch T-Lymphozyten ist erforderlich für die Sezernierung der meisten Antikörper durch B-Lymphozyten. Es gibt außerdem „Suppressor"-T-Lymphozyten, die den gegenteiligen Effekt haben.

3 Evolution der Immunmechanismen

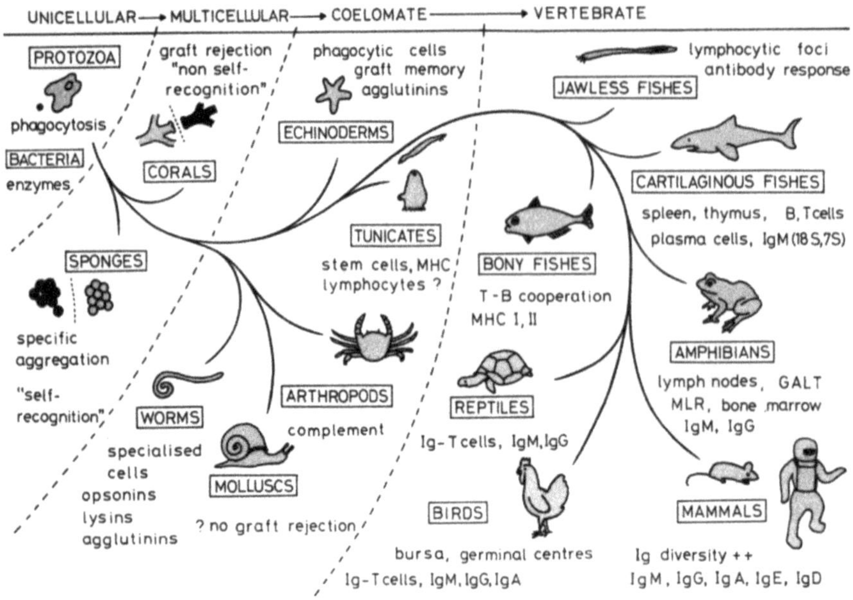

Von der anspruchslosen Amöbe auf Nahrungssuche (oben links) bis zum Säugetier mit seinem hochentwickelten zellulären und humoralen Immunsystem (unten rechts) zeigt der Prozeß der **Erkennung von „eigen" und „nicht-eigen"** eine stetige Fortentwicklung. Die Entscheidung, ab wann wir es in diesem Entwicklungsprozeß mit „Immunität" zu tun haben, ist daher ein rein semantisches Problem.

Die Abbildung zeigt einige der wichtigsten Meilensteine dieser Entwicklung. Da die meisten der einmal erworbenen Fortschritte in den nachfolgenden Spezies bewahrt werden, sind sie zur besseren Übersicht nur dort notiert, wo sie nach allgemeiner Auffassung zuerst in Erscheinung getreten sind. Man muß sich dabei in Erinnerung rufen, daß unsere Kenntnis der primitiveren Organismen überwiegend auf dem Studium ihrer modernen Nachfahren beruht, die offenbar alle ein ihren jeweiligen Lebensumständen angepaßtes Immunsystem haben.

Die entwicklungsgeschichtlichen Wurzeln des T-Lymphozytensystems, das auf der zellulären Erkennung von „Selbst", „fremd", „verändertem Selbst" und „nicht-ganz-Selbst" beruht, scheinen beträchtlich weiter zurückzureichen als die der Antikörper, deren Vorkommen in etwa auf Wirbeltiere beschränkt ist. Bei den Säugetieren können wir drei getrennte **Erkennungssysteme** unterscheiden, und zwar eines basierend auf Molekülen, die nur auf B-Lymphozyten zu finden sind (Antikörper), das zweite mit Molekülen nur auf T-Zellen (T-Zell-Rezeptor) und das dritte auf der Grundlage von Molekülen, die von einer ganzen Reihe von Zellen produziert werden (der MHC, s. Abb. 13), wobei die Gene dieser Moleküle scheinbar von einem einzigen primitiven Vorläufergen abstammen (s. Abb. 12). Zusätzlich könnte es noch eine vierte Gruppe von „Rezeptoren" auf phagozytierenden Zellen geben (s. Abb. 8), bisher sind jedoch weder die Moleküle, noch die betroffenen Gene identifiziert worden.

Protozoen (protozoa). Da es diesen kleinen Tierchen an Chlorophyll fehlt, müssen sie Nahrung aufnehmen. Darüber, wie sie Nahrung als solche erkennen, ist wenig bekannt, aber in diesem Zusammenhang ist interessant, daß ihre Oberflächenproteine einer recht komplexen genetischen Kontrolle unterliegen.

Bakterien (bacteria). Wenn wir auch Bakterien als Parasiten verstehen, so können sie doch ihrerseits Infektionen durch spezialisierte Viren (sog. Bakteriophagen) erleiden. Wahrscheinlich haben die (für den modernen Gentechniker so unverzichtbaren) Restriktionsendonukleasen ihre wirkliche Funktion in der Erkennung und Zerstörung von viraler DNA, ohne dabei die DNA des Wirtsbakteriums zu schädigen. Erfolgreiche Bakteriophagen haben diesem Enzym gegenüber Resistenz entwickelt, – ein Beispiel für natürliche Immunität und ihre Grenzen.

Schwämme (sponges). Teils frei, teils in Kolonien lebend, verwenden Schwämme Spezies-spezifische Glykoproteine zur Erkennung von „Selbst" und verhindern so die Bildung von Hybridkolonien. Verbindet man nicht-identische Schwammkolonien miteinander, so entwickeln sie Nekrosen in der Kontaktzone, die dann bei einem Zweittransplantat beschleunigt auftreten.

Korallen (corals) akzeptieren zwar genetisch identische (syngene) Transplantate, stoßen jedoch nicht-identische (Allotransplantate) unter Schädigung beider Partner langsam ab (graft rejection). Ferner gibt es bei Korallen einige Hinweise auf die Fähigkeit zur Entwicklung von spezifischem immunologischen Gedächtnis – also für das Vorliegen von „adaptativer" Immunität.

Würmer (worms). Zellspezialisierung gehört zu den Merkmalen aller Hohltiere. Das Coelom der Erdwürmer weist wenigstens vier Zelltypen auf, von denen einige an der Abstoßung von Allotransplantaten beteiligt sind, während andere antibakterielle Faktoren produzieren können; allesamt haben sie die Fähigkeit zur Phagozytose.

Mollusken, Arthropoden (molluscs, arthropods). Mollusken und Arthropoden zeigen bemerkenswerterweise keine Transplantatabstoßung, was allerdings eher auf den Mangel an Heterogenität ihres MHC (s. Abb. 13) als auf das komplette Fehlen eines potentiellen Abstoßungssystems zurückzuführen ist. Von Bedeutung sind bei diesen Tieren jedoch humorale Faktoren, möglicherweise unter Einschluß der frühesten Komplementkomponenten, die für ihre Widerstandsfähigkeit gegenüber einigen Parasiten verantwortlich sein könnten.

Stachelhäuter (echinoderms). Der Seestern hat durch Metchnikoffs klassischen Nachweis spezifischer phagozytierender Zellen (1882) Berühmtheit erlangt. Allotransplantate werden hier mittels eines Zellinfiltrats abgestoßen, und auch ein ausgeprägtes immunologisches Gedächtnis ist vorhanden.

Manteltiere (tunicates, z. B. Lanzettfischchen, Seescheiden). Diese Paravertebraten zeigen eine Reihe von Fortschritten in der Entwicklung des Immunsystems: sich selbst erneuernde hämatopoetische Zellen, lymphoide Zellen und einen einzelnen Haupt-Histokompatibilitätskomplex (MHC), der die Abstoßung von Fremdtransplantaten kontrolliert.

Kieferlose Fische (jawless fishes, z. B. Schleimfisch, Neunauge). Dies sind die frühesten, heute noch lebenden Wirbeltiere mit lymphoiden Zellen, die bei ihnen im Pharynx und anderswo herdweise angeordnet sind. Bei diesen Tieren findet man das erste definitive Antikörper-Immunglobulin (Ig), ein labiles Vierkettenmolekül, das als spezifische Antwort auf eine Reihe von Antigenen produziert wird.

Knorpelfische (cartilaginous fishes, z. B. Haie). Bei diesen Fischen treten erstmalig der Thymus, die sekundäre Antikörperantwort und Plasmazellen auf, die auf eine hochgradige Antikörpersekretion spezialisiert sind. Dies markiert einen weiteren, außerordentlich bedeutsamen Schritt. Ig-Ketten sind nun durch Disulphidbrücken verbunden; die hier vorhandenen Ig-Formen von hohem und niedrigem Molekulargewicht stellen wahrscheinlich eher das Ergebnis eines Polymerisationsprozesses als echte „Ig-Klassen"-Unterschiede dar.

Knochenfische (bony fish). Die hier zu beobachtenden unterschiedlichen Reaktionen auf Mitogene (s. Abb. 9) und die Hinweise auf Zellkooperation bei der Antikörperproduktion signalisieren wahrscheinlich den Beginn der Aufgabenteilung zwischen B- und T-Lymphozytenfunktionen. Ähnlich könnten sich auch die Klasse-I- und Klasse-II-MHC-Antigene (s. Abb. 13) auf dieser Evolutionsstufe auseinanderentwickelt haben.

Amphibien (amphibians). Auftreten einer weiteren Ig-Klasse (IgG) und der gemischten Lymphozyten-Reaktion (MLR, mixed lymphocyte reaction). Während der Morphogenese (z. B. von der Kaulquappe zum Frosch) kann sich bei diesen Tieren gegenüber den neuen Antigenen des Erwachsenenstadiums Toleranz ausbilden. Zum erstenmal treten auch Lymphknoten und Darm-assoziiertes lymphatisches Gewebe (gut associated lymphoid tissue, GALT) sowie die Hämatopoese im Knochenmark auf.

Reptilien (reptiles). Früher nahm man an, daß Reptilien auf ihren Thymuszellen Serum-Ig-ähnliche Moleküle trügen, inzwischen hält man es für wahrscheinlicher, daß es sich bei diesen Molekülen um Vorläufer des T-Zell-Rezeptors handelt, und daß die bei der Entdeckung verwendeten Antisera mit Ig „kreuzreagiert" haben – übrigens ein häufiges Problem in der Immunologie.

Vögel (birds) produzieren ihre B-Lymphozyten ausschließlich in einem speziellen Organ, der Bursa Fabricii, die in der Nähe der Kloake liegt. Ihr Komplementsystem unterscheidet sich sehr stark von dem der Säugetiere; z. B. scheint Faktor B den Platz von C2 und C4 einzunehmen (vgl. Abb. 5).

Säugetiere (mammals) zeichnen sich eher durch die Vielfalt ihrer Ig-Klassen und -Unterklassen als durch die Entwicklung weiterer T-Zell-Funktionen aus. Innerhalb dieser Gruppe gibt es einige merkwürdige Abweichungen: z. B. verfügen Ratten über eine ungewöhnlich starke natürliche Immunität, während der syrische Hamster eine fehlende oder nur sehr geringe Transplantatabstoßung zeigt.

4 An der Abwehr beteiligte Zellen: Das hämatopoetische System

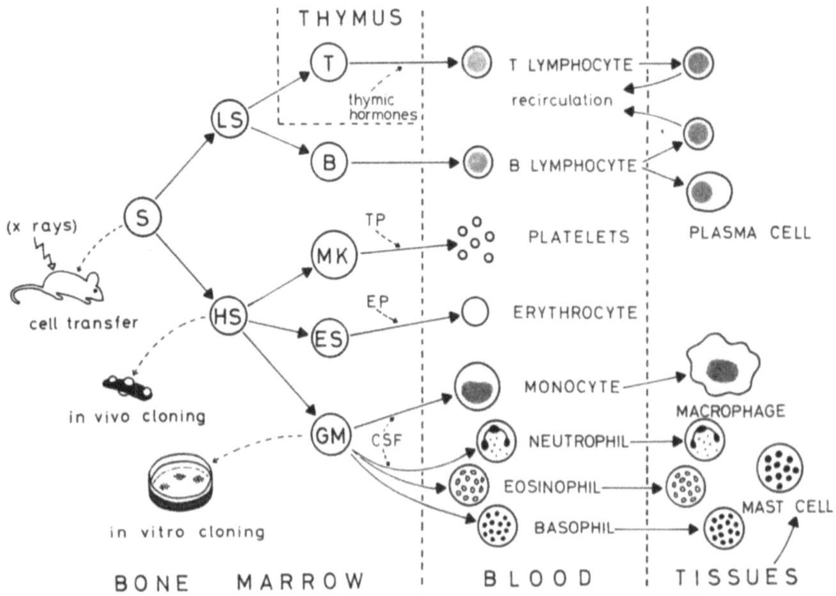

Die große Mehrheit der an den Abwehrfunktionen des Säugetieres beteiligten Zellen stammt von Vorläufern aus dem **Knochenmark** (bone marrow, linke Bildhälfte) und zirkuliert im **Blut** (blood). Bei Bedarf dringen diese Zellen in die **Körpergewebe** (tissues) ein und verlassen sie gelegentlich auch wieder.

Das lange umstrittene Vorhandensein von pluripotenten **Stammzellen** beim Erwachsenen, welche die „embryonale" Fähigkeit, sich in alle der verschiedenen Arten von Blutzellen zu differenzieren, behalten haben, ist inzwischen durch Zelltransfer-Experimente und Chromosomenanalysen bei bestrahlten Mäusen (x-rays = Röntgenstrahlen) gesichert (Mitte links). Diese Stammzellen sind wahrscheinlich auf das Knochenmark beschränkt und sind dort außerordentlich selten (ungefähr eine unter 100000 Zellen). Durch die Injektion einer kleinen Zahl von Stammzellen lassen sich Milzknötchen oder „in vivo-Klone" züchten, deren Morphologie und Differenzierung in einer mehr oder weniger natürlichen Umgebung studiert werden kann. Ähnliche Experimente unter halbfesten Gewebskulturbedingungen erlauben die in vitro-Untersuchung der klonalen Abkömmlinge einzelner Stammzellen in völliger Isolierung (links unten).

Im Gegensatz zu anderen hämatopoetischen Zellen teilen sich Lymphozyten normalerweise nicht mehr, es sei denn, sie werden stimuliert, so daß die Züchtung von Lymphozytenklonen in der Regel den wiederholten Kontakt mit Antigenen und Wachstumsfaktoren und die Selektion spezifisch reaktiver Zellen erfordert. Interessanterweise lassen sich T- oder B-Lymphozyten mit Tumorzellen fusionieren, und auf diese Weise kann man ein Hybridom produzieren, das für das Studium der komplexen und vielfältigen Eigenschaften der Lymphozyten von allergrößtem Wert ist (s. Abb. 9).

Terminologischer Hinweis

Hämatologen unterscheiden viele Stadien zwischen der Stammzelle und ihren voll diffferenzierten Abkömmlingen (z. B. für die roten Blutkörperchen: Proerythroblast, Erythroblast, Normoblast, Erythrozyt). Die Endung **-blast** deutet in der Regel ein frühes Stadium sich teilender, relativ undifferenzierter Zellen an, wird aber auch gebraucht, um Lymphozyten zu bezeichnen, die z. B. durch ein Antigen stimuliert worden sind und dabei sind, sich zu teilen. Dies erklärt den Ausdruck „Blastentransformation".

S. Stammzelle; pluripotente Knochenmarkszelle, Existenz gesichert, Morphologie unklar.

LS. Lymphoide Stammzelle, von der angenommen wird, daß sie sich in T- oder B-Lymphozyten differenzieren kann.

HS. Hämatopoetische Stammzelle; Vorläufer der Milzknötchen; ist wahrscheinlich in der Lage, sich in sämtliche der Blutzellen mit Ausnahme derjenigen der lymphoiden Reihe zu differenzieren.

ES. Erythropoetische Stammzelle.

EP. Erythropoetin; ein von der Niere bei Hypoxie produziertes Glykoproteohormon, das die Differenzierung von Vorläuferzellen der Erythrozyten beschleunigt und auf diese Weise die Produktion von roten Blutkörperchen dem Bedarf an Sauerstoffträgern anpaßt – ein typisches Beispiel für einen negativen Feedback-Mechanismus.

GM. Gemeinsamer Vorläufer von Granulozyten und Monozyten; eine Zelle, die in der Lage ist, sich je nach Vorhandensein von bestimmtem Wachstums- oder „colony stimulating"-Faktoren in verschiedene Zellen der myeloischen Reihe zu differenzieren.

Neutrophiler Granulozyt (neutrophil, polymorph). Dieser häufigste Blutleukozyt ist eine kurzlebige phagozytierende Zelle, deren Granula zahlreiche bakterizide Substanzen enthalten.

Eosinophiler Granulozyt (eosinophil). Leukozyt, dessen große lichtbrechende Granula eine Reihe von stark basischen oder „kationischen" Proteinen enthalten, die möglicherweise für die Abtötung von größeren Parasiten (incl. Würmern) wichtig sind.

Basophiler Granulozyt (basophil). Leukozyt, dessen große basophile Granula Heparin und vasoaktive Amine enthalten, die im Rahmen der Entzündungsantwort von Bedeutung sind.

Monozyt (monocyte). Die größte kernhaltige Blutzelle. Bei ihrer Wanderung in die Gewebe entwickelt sie sich zu einem Makrophagen.

Makrophage (macrophage). Wichtigster ortsansässiger Phagozyt der Gewebe und der serösen Körperhöhlen (z. B. Pleura, Peritoneum).

CSF. colony stimulating factor(s); Substanzen, die von verschiedenen Zelltypen produziert werden und für die Differenzierung von Granulozyten und Monozyten erforderlich sind. Einige der CSF stehen dank gentechnologischer Methoden inzwischen in reiner Form zur Verfügung. Dabei hat sich überraschenderweise herausgestellt, daß jeder dieser Faktoren multiple Effekte aufzuweisen scheint, so daß kein Zelltyp nur unter der Kontrolle eines einzigen Faktors steht. Wie die Interferone und Interleukine (s. Abb. 19) reagieren anscheinend auch CSF auf „Gesamterfordernisse" – was eine weit „holistischere" Sichtweise der Regulation erfordert, als sie lange Zeit vorherrschte.

MK. Megakaryozyt; Mutterzelle der Thrombozyten (platelets).

TP. Thrombopoetin, ein die Thrombozytenproduktion regulierendes Hormon.

T. Vom Thymus abstammender (oder besser: sich dort weiterentwickelnder) Lymphozyt.

Thymushormone (thymic hormones). Manche Forscher nehmen an, daß zahlreiche kleine, aus dem Thymusepithel extrahierte Peptide (z. B. „Thymosin") bei der Differenzierung von T-Lymphozyten eine assistierende Rolle spielen (s. Abb. 9–11: Lymphozytenentwicklung).

B. Dem Knochenmark (oder, bei Vögeln, der Bursa fabricii) entstammende Lymphozyten; Vorläufer der antikörperproduzierenden Zellen; beim Foetus könnte die Leber die Rolle der „Bursa" spielen.

Plasmazelle (plasma cell). B-Lymphozyt in seinem auf Antikörpersezernierung spezialisierten Funktionsstadium. Trotz ihres Namens finden sich Plasmazellen selten im Blut, jedoch häufig in der Milz, den Lymphkoten usw., also wo immer Antikörper produziert werden.

Mastzelle (mast cell). Eine den basophilen Granulozyten in Erscheinung und Funktion ähnliche Zelle, von der jedoch angenommen wird, daß sie nicht dem Knochenmark entstammt. Durch eine Gewebeschädigung werden Mastzellen schnell dazu getriggert, die Entzündungsantwort in Gang zu setzen. (s. Abb. 30: Mastzellen-Subpopulationen)

5 Komplement

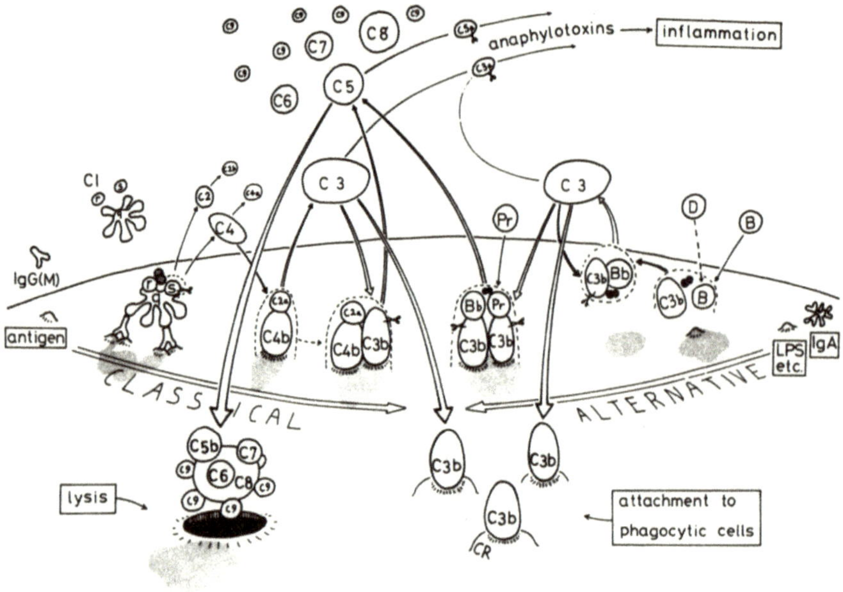

Das **Komplementsystem** umfaßt mehr als fünfzehn Serumkomponenten, deren schrittweise Aktivierung und Gruppierung zu funktionellen Einheiten drei wichtige Effekte hat: Freisetzung von Peptiden, die den **Entzündungsprozeß** (inflammation) unterhalten (rechts oben), Kopplung von C3b, einem sehr wirkungsvollen Anlagerungspromotor für die **Phagozytose** („Opsonin"), an Zellmembranen (attachement to phagocytic cells, rechts unten) sowie Membranschädigung mit resultierender **Lysis** der Zelle (links unten). Zusammengenommen ergibt dies einen wichtigen Teil des Abwehrsystems gegen Mikroorganismen. Defekte einzelner Komponenten können zur Entwicklung schwerer, insbesondere bakterieller Infektionen prädisponieren (s. Abb. 36).

Die obere Bildhälfte zeigt das Serum oder die „Flüssigkeitsphase", während in der unteren Hälfte die Zelloberfläche zu sehen ist, die den Hauptschauplatz von Aktivierung (durch gestrichelte Linien markiert) und Zusammenstellung der Funktionseinheiten des Komplementsystems darstellt. Aktivierung des Komplementsystems kann auf zwei Wegen ablaufen, auf dem sog. **„klassischen"** (da zuerst beschriebenen) Weg, der durch die Bindung spezifischer Antikörper der IgG- oder IgM-Klasse (s. Abb. 16) an Oberflächenantigene initiiert wird (Mitte links) und auf dem **„alternativen"** und wahrscheinlich primitiveren Weg, der von einer Reihe von Polysacchariden und von manchen Antikörpern ausgelöst wird (Mitte rechts). Einige der Aktivierungsschritte sind von der Anwesenheit der divalenten Ionen Ca^{2+} (schattierte Punkte) und Mg^{2+} (schwarze Punkte) abhängig.

Die Wirkung des Komplementsystems ist wegen der kurzen Lebensdauer der aktiven Produkte im allgemeinen auf die direkte Nachbarschaft begrenzt, in manchen Fällen gibt es auch spezielle Inaktivatoren (✂). Eine ausgedehnte Komplementaktivierung kann jedoch sehr gravierende Auswirkungen haben (s. Abb. 31).

Klassische Komplementaktivierung (Classical Pathway)

Lange Zeit war dies der einzige bekannte Weg der Komplementaktivierung. Sein Hauptmerkmal ist, daß er eine spezifische Antigen-Antikörper-Interaktion erfordert, die über die Komponenten C1, C2 und C4 zu der Bildung einer sog. „Konvertase" führt, die C3 spaltet.

Ig. IgM und einige IgG-Unterklassen (IgG3, 1 und 2 beim Menschen) werden von C1q erkannt, wenn sie an ein Antigen gebunden sind. Dies löst den klassischen Komplementaktivierungsweg aus.

C1. Eine Ca^{2+}-abhängige Verbindung dreier Komponenten: C1q (MW 400000), ein auffällig strukturiertes Molekül mit sechs Valenzen für IgG, die durch kollagenähnliche Fibrillen verbunden sind. C1q aktiviert C1r (MW 170000) und C1s (MW 80000), eine Serinesterase, die dann zur Anlagerung von C2 und C4 führt.

C2. (MW 120000) wird von C1s in kleine (C2b) und große (C2a) Fragmente gespalten.

C4. (MW 240000) wird, ganz ähnlich, in kleine (C4a) und große (C4b) Fragmente gespalten. C4b und C2a verbinden sich, lagern sich an den Antigen-Antikörperkomplex bzw. im Falle eines zellgebundenen Antigens an die Zellmembran an und bilden so eine „C3-Konvertase".

C3. (MW 180000), die zentrale Komponente sämtlicher Komplementreaktionen, wird durch ihre Konvertase in kleine (C3a) und große (C3b) Fragmente gespalten. Ein Teil des C3b wird auf der Membran deponiert, wo es als Anlagerungsstelle für neutrophile Granulozyten und Makrophagen dient, die über C3-Rezeptoren verfügen (Immunadhärenz, Opsonisierung); ein Teil des C3b bleibt, unter Bildung der sog. „C5-Konvertase", in Verbindung mit C2a und C4b. Das Enzym „C3b-Inaktivator" inaktiviert C3b schnell, setzt das Fragment C3c frei und hinterläßt schließlich membrangebundenes C3d.

C5. (MW 180000) wird durch seine Konvertase in C5a und C5b gespalten. Ersteres ist ein kleines Peptid, das zusammen mit C3a (Anaphylatoxine) auf Mastzellen, Granulozyten und glatte Muskelzellen einwirkt, um die Entzündungsreaktion in Gang zu setzen. Letzteres initiiert den Zusammenbau von C6, 7, 8 und 9 zur membranschädigenden („lytischen") Einheit.

Komplementrezeptor (CR). Auf Zelloberflächen findet man drei Molekültypen, die jeweils verschiedene C3-Abbauprodukte binden: CR1 auf Erythrozyten, CR1 und CR3 auf Phagozyten, wo sie als Opsonine (s. Abb. 8) fungieren. Auf B-Lymphozyten findet man CR2, ein Rezeptor, der hier möglicherweise auch an der Erzeugung von immunologischem Gedächtnis beteiligt ist. Allerdings ist er auch derjenige Rezeptor, über den das Epstein-Barr-Virus in die Zelle eindringt (s. Abb. 24).

Alternativer Komplementaktivierungsweg (Alternative Pathway)

Dieser unterscheidet sich vom klassischen Aktivierungsweg vor allem dadurch, daß er unabhängig von Kalziumionen, von C1, C2 oder C4 und damit von spezifischen Antigen-Antikörperinteraktionen abläuft. Stattdessen können verschiedene Moleküle die C3-Konversion in Gang setzen, insbesondere Lipopolysaccharide (LPS) und andere bakterielle Produkte, aber auch Aggregate mancher Typen von Antikörpern (z. B. IgA). Im wesentlichen handelt es sich beim alternativen Komplementaktivierungsweg um einen andauernd zu überschießenden Reaktionen neigenden Kreislauf, der durch Kontrollmoleküle reguliert wird, deren Effekte wiederum durch die verschiedenen Aktivatoren aufgehoben werden.

B. Faktor B (MW 100000) bildet Komplexe mit C3b (unabhängig davon, ob dieses über den klassischen oder den alternativen Aktivierungsweg gebildet wird). B hat sowohl strukturelle als auch funktionelle Ähnlichkeiten mit C2; beide werden von Genen innerhalb des Haupt-Histokompatibilitätskomplexes (MHC, s. Abb. 13) codiert. Bei Vögeln, die nicht über C2 und C4 verfügen, aktiviert C1 den Faktor B.

D. Faktor D (MW 25000), ein Enzym, das auf den C3b-B-Komplex einwirkt, um die aktive Konvertase C3bBb zu produzieren.

Pr. Properdin (MW 220000) ist die zuerst isolierte Komponente des alternativen Aktivierungswegs, von der zunächst angenommen wurde, daß sie das eigentliche Initiatormolekül darstelle, und von der man inzwischen weiß, daß sie nur zur Stabilisierung des C3b-B-Komplexes dient, damit dieser auf weitere C3-Moleküle einwirken kann. Die so produzierten weiteren C3b-Moleküle führen ihrerseits, zusammen mit den Faktoren B und D, zu zusätzlicher C3-Konversion – ein positiver Rückkopplungsmechanismus mit beachtlichem Verstärkerpotential (allerdings durch den C3b-Inaktivator in Schranken gehalten).

Lytischer Komplementaktivierungsweg (Lytic Pathway)

Lysis von Zellen ist wahrscheinlich die am wenigsten lebenswichtige Komplementreaktion. Sie ist jedoch diejenige, die am einfachsten zu untersuchen ist. Lysis wird durch die Spaltung von C5 durch eine seiner zwei Konvertasen initiiert: C3b-C2a-C4b (klassischer Weg) oder C3b-B-Pr (alternativer Weg). Die Vorgänge, die sich an die Spaltung von C5 anschließen, sind für beide Aktivierungswege die gleichen.

C6. (MW 150000), **C7** (MW 140000) und **C8** (MW 150000) (je eines der genannten Moleküle), vereinigen sich mit einem Molekül C5b und mit sechs Molekülen von **C9** (MW 80000). Dieser „zytolytische Komplex" hat in etwa die Form eines zylindrischen Tubus' und führt bei seiner Insertion in die Zellmembran von Bakterien, Erythrozyten etc. zum Austritt von Zellinhalt und Tod oder Lysis der Zelle. Die Feststellung, daß Bakterien ihrerseits verschiedene „Strategien" entwickelt haben, um dem zu entgehen (s. Abb. 23), erübrigt sich fast.

6 Akute Entzündung

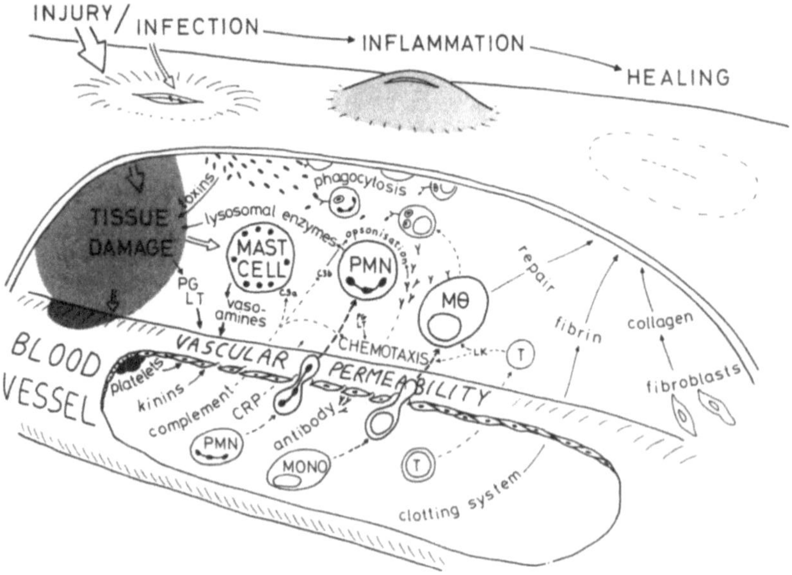

Ob das **Entzündungsgeschehen** (inflammation) als Teil der Immunologie betrachtet werden sollte, ist mehr ein Problem für die Vertreter der reinen Lehre als für den Körper – der Infektionen mit allen ihm zur Verfügung stehenden Mitteln bekämpft, unter Einschluß der Mechanismen, die er auch in der Auseinandersetzung mit anderen Arten von Gewebsschädigung einsetzt.

Obiges Schema, das von links nach rechts gelesen werden sollte, zeigt die Auswirkungen einer traumatischen Schädigung (injury) auf Gewebe (tissue, links oben) und Blutgefäße (blood vessel, links unten). Die kleinen schwarzen Balken stehen für eine bakterielle **Infektion**, eine häufige Ursache des Entzündungsgeschehens und natürlich auch eine häufige Begleiterscheinung von Verletzungen. Von zentraler Bedeutung ist dabei die **Permeabilität des Gefäßendothels** (vascular permeability), die den Zugang von Blutzellen und Serumkomponenten (untere Hälfte) zu den Geweben (obere Hälfte) ermöglicht und Ursache für die Hauptsymptome einer Entzündung – Rötung, Überwärmung, Schwellung und Schmerz – darstellt.

Es wird deutlich, daß die „adaptativen" oder „immunologischen" Funktionen von Antikörpern und Lymphozyten ganz wesentlich dazu dienen, die „natürlichen" Abwehrmechanismen zu verstärken oder zu konzentrieren. Quantitativ ist diese modulierende Funktion des adaptativen Immunsystems so bedeutsam, daß sie häufig den Unterschied zwischen Leben und Tod ausmacht. Weitere Details zur Rolle von Antikörpern und Lymphozyten im Rahmen des Entzündungsgeschehens s. Abb. 29–32.

Mastzelle (mast cell). Eine große Gewebszelle mit basophilen Granula, die vasoaktive Amine und Heparin enthalten. Sie reagiert auf eine Schädigung durch Trauma, Hitze, UV-Licht usw. (auch im Rahmen einiger allergischer Phänomene, s. Abb. 30) sehr rasch mit Degranulierung.

PG, LT. Prostaglandine und Leukotriene; eine Molekülfamilie ungesättigter Fettsäuren (MW 300–400), die sich aus dem Arachidonsäurestoffwechsel ableiten (Arachidonsäure ist ein Bestandteil der meisten Zellmembranen). Die einzelnen Prostaglandine und Leukotriene haben verschiedene, jedoch überlappende Effekte; gemeinsam sind sie für die Erzeugung von Schmerz, Fieber, Gefäßpermeabilität und Chemotaxis der neutrophilen Granulozyten verantwortlich; einige von ihnen hemmen außerdem Lymphozytenfunktionen.

Vasoaktive Amine (vasoamines, z. B. Histamin, 5-Hydroxytryptamin = Serotonin) werden von Mastzellen, basophilen Granulozyten und Thrombozyten produziert und führen zu einer gesteigerten Kapillarpermeabilität.

Komplement (complement). Eine Kaskade von Serumproteinen, die entweder direkt („alternativer Weg") oder über Antigen-Antikörperinteraktionen aktiviert wird (s. Abb. 5).

C3a und C5a, welche die Freisetzung der vasoaktiven Amine der Mastzellen stimulieren, sind auch als Anaphylatoxine bekannt.

Opsonisierung (opsonisation). Die Anlagerung von C3b an feste Teilchen führt zu der Haftung dieser Teilchen an phagozytierende Zellen über die „C3-Rezeptoren". Sind zusätzlich Antikörper vorhanden, wird die Opsonisierung noch durch Antikörperanlagerung an die „Fc-Rezeptoren" der Phagozyten verstärkt.

CRP. C-reaktives Protein (MW 130000), ein pentameres Globulin, das nach einer Gewebsschädigung oder einer Infektion innerhalb von Stunden im Serum erscheint und dessen molekulare Vorläufer sich bis zu den wirbellosen Tieren zurückverfolgen lassen. CRP bindet sich an Phosphorylcholin, das an der Oberfläche vieler Bakterien zu finden ist, fixiert dort Komplement und fördert die Phagozytose. Bei manchen bakteriellen Infektionen könnte CRP daher eine antikörperähnliche Rolle spielen. CRP und viele Komplementkomponenten sind sog. „akute-Phase-Proteine", d. h. ihre Serumkonzentration steigt während des Entzündungsgeschehens.

Kininsystem (kinin system). Eine Reihe von Serumproteinen, die nacheinander aktiviert werden und zu Vasodilatation und gesteigerter Gefäßpermeabilität führen.

Neutrophiler Granulozyt (PMN). Wichtigster mobiler Phagozyt, dessen schnelles Auftauchen in den Geweben bei der Beseitigung eindringender Bakterien eine lebenswichtige Rolle spielt.

Mono. Monozyt; Vorläuferzelle der Gewebsmakrophagen (MΘ in der Abb.), die sowohl für die Beseitigung von geschädigtem Gewebe als auch von Mikroorganismen verantwortlich ist.

Lysosomale Enzyme (lysosomal enzymes). Bakterizide Enzyme, die aus den Lysosomen von neutrophilen Granulozyten, Monozyten und Makrophagen freigesetzt werden, wie z. B. Lysozym, Myeloperoxidase.

Chemotaxis. C5a, C3a, Leukotriene und einige Lymphozytenprodukte regen Neutrophile und Monozyten dazu an, in die Gewebe einzudringen. Diese Bewegung in Richtung des Entzündungsortes wird Chemotaxis genannt und läßt sich wahrscheinlich auf die Fähigkeit der Zellen, einen Konzentrationsgradienten von chemotaktischen Faktoren zu erkennen, zurückführen; eine ungerichtete Zunahme von Zellbewegungen hingegen wird als Chemokinesis bezeichnet.

T. T-Lymphozyt; durchläuft bei Stimulierung durch spezifisches Antigen (wie dies z. B. bei den meisten Infektionen der Fall ist) eine Blastentransformation.

LK. Lymphokine; Lymphozytenprodukte, die Makrophagen und andere Zellen beeinflussen. Ein Beispiel dafür ist der für Monozyten chemotaktische Migrationshemmfaktor (macrophage migration inhibitory factor). Andere ähnliche Faktoren stimulieren Monozyten- und Makrophagenfunktionen (s. Abb. 19).

Gerinnungssystem (clotting system). Aufgrund einiger gemeinsamer Aktivierungsschritte eng mit dem Komplement- und Kininsystem verbunden. Die Blutgerinnung ist ein wesentlicher Bestandteil des Heilungsprozesses.

Fibrin. Endprodukt der Blutgerinnung und darüberhinaus in den Geweben die Matrix, in welche Fibroblasten einwandern, um den Heilungsprozeß in Gang zu setzen.

Fibroblast. Gewebszelle, die in das Fibringerinnsel einwandert und dabei **Kollagen** sezerniert, ein außerordentlich belastbares polymeres Molekül, das der heilenden Wunde ihre Festigkeit und Elastizität verleiht. Im Anschluß daran sprossen neue Blutkapillaren in das betreffende Gebiet ein und führen so schließlich zur Wiederherstellung der normalen Gewebsarchitektur.

7 Phagozytierende Zellen: das retikulo-endotheliale System

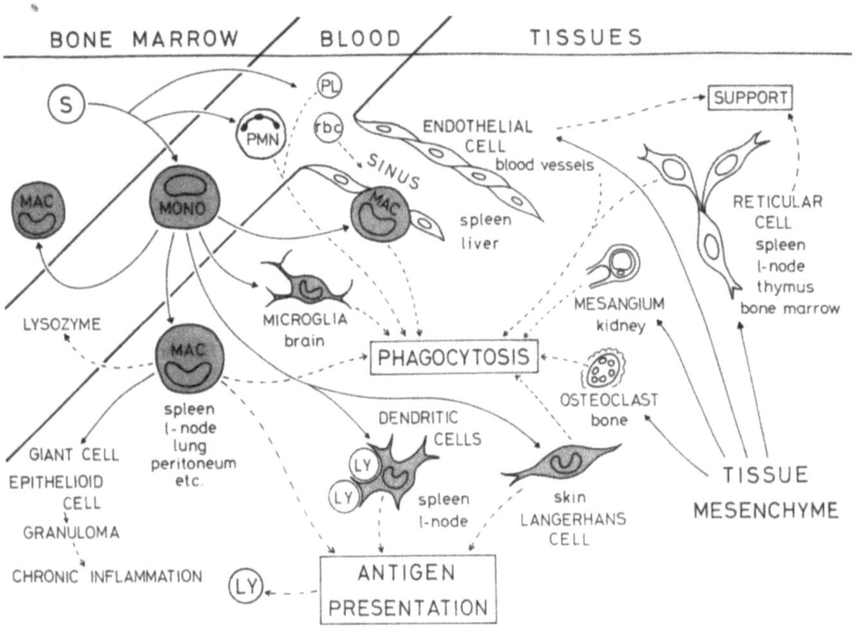

Partikel, die in die Blutbahn (blood) oder ins Gewebe (tissue) eindringen, werden schnell von Zellen entfernt. Die Eigenschaft, Farbstoffe, Kolloide usw. aufzunehmen, war ursprünglich die Grundlage für die anatomische Definition eines körperweiten Systems phagozytierender Zellen, bekannt unter dem Namen **„retikulo-endotheliales System“** (RES), bestehend aus dem Gefäßendothel und Retikulumzellen (oben rechts) und – wie man annahm, von diesen abstammenden – verschiedenen Typen von Makrophagen, deren Routinefunktion in der Beseitigung körpereigener Abfallprodukte sowie der Abtötung und Verdauung von Bakterien gesehen wurde.

Jüngere Arbeiten haben uns jedoch klargemacht, daß zwischen diesen phagozytierenden Zellen mit dem Knochenmark (bone marrow) als Ursprungsort und den Blutmonozyten als Vorläufern (schattiert) einerseits und den lokal von den Geweben selbst gebildeten Makrophagen andererseits (rechte Bildhälfte) fundamentale Unterschiede bestehen. Ironischerweise hat sich dabei herausgestellt, daß weder Retikulum- noch Endothelzellen besonders beeindruckende Phagozytoseleistungen zeigen und daß sie hauptsächlich eine strukturelle Funktion erfüllen.

In den Vordergrund des Interesses gerückt sind jetzt die Wechselbeziehungen zwischen dem RES und der adaptativen Immunität. In den Abb. 8 und 32 werden die Rolle von Antikörpern in der Modifizierung der Phagozytoseleistung und die Rolle der T-Lymphozyten bei der Aktivierung anderer Makrophagenfunktionen näher besprochen. An dieser Stelle soll jedoch schon darauf hingewiesen werden, daß normalerweise weder B-, noch T-Lymphozyten auf Fremdantigene reagieren können, es sei denn, sie werden ihnen in der richtigen Weise **„präsentiert“**. Man nahm allgemein an, daß diese antigenpräsentierenden Zellen (APC) typische Makrophagen seien, es gibt jedoch inzwischen zunehmend Beweise dafür, daß es sich hierbei um eine spezielle, eigenständige Zellpopulation in der Haut (skin) und den lymphatischen Organen handelt (Mitte unten), mit der Fähigkeit, Antigene zu binden und mit Lymphozyten zu interagieren. Ist dieser Prozeß erst einmal ganz verstanden, dürfte Hoffnung auf eine rationale Klassifizierung dieser gesamten Zellgruppe bestehen.

Endothel (endothelial cell). Zellauskleidung von Gefäßinnenwänden; in der Lage, Farbstoffe etc. aufzunehmen, ohne jedoch eine echte Phagozytoseleistung zu zeigen. Es gibt allerdings Hinweise darauf, daß Endothelzellen unter bestimmten Umständen den Lymphozyten Antigene präsentieren können.

Retikulumzelle (reticular cell). Wichtigste Stütz- (support) oder „Stroma“-Zellen der lymphatischen Organe, die in der Regel kollagenähnliche Retikulinfasern ausbilden und sich nicht leicht von Fibroblasten und anderen verzweigten („dendritischen“) Zellen unterscheiden lassen (s. unten) – was zu viel Verwirrung Anlaß gibt.

Mesangium. Mesangiumzellen sind Stützzellen der Nieren (kidney)-glomerula und können möglicherweise Material, das dort abgelagert wird, insbesondere Antigen-Antikörperkomplexe, phagozytieren.

Osteoklast (osteoclast). Große, vielkernige Zelle, die für die Resorption und somit die Formgestaltung von Knochen (bone) verantwortlich ist. Es gibt einige Anhaltspunkte dafür, daß ihre Funktion durch T-Lymphozyten reguliert werden kann.

Dendritische Zelle (dendritic cell). Die als schwache Phagozyten tätigen **Langerhans-Zellen** der Epidermis sowie ähnliche, jedoch nicht-phagozytierende Zellen der Lymphfollikel von Milz (spleen) und Lymphknoten (L-node) könnten die Hauptprotagonisten der Stimulierung von T-Lymphozyten sein. T-Zellen erkennen Fremdantigene in Verbindung mit Oberflächenantigenen (die gemeinsam als Ia-Antigene bekannt sind und vom Haupt-Histokompatibilitäts-Komplex codiert werden, einer Region des Genoms, die mit allen möglichen Arten von Immunantworten in enger Verbindung steht; s. Abb. 13, 18, 19). Wahrscheinlich gibt es für die Antigenpräsentation gegenüber B-Lymphozyten eine eigenständige Gruppe von dendritischen Zellen. Alle diese Zellen scheinen letztlich aus dem Knochenmark zu stammen.

Ly. Lymphozyten werden häufig in engem Kontakt mit dendritischen Zellen angetroffen; man nimmt an, daß dieser Kontakt den Ort der Antigenpräsentation und der T-B-Zell-Kooperation kennzeichnet (s. Abb. 17).

S. Pluripotente Knochenmarksstammzelle, von der sich alle im Blut anzutreffenden Zellen ableiten.

Thrombozyten (PL) sind neben ihrer Hauptfunktion im Rahmen der Blutgerinnung auch in der Lage, Antigen-Antikörperkomplexe zu phagozytieren.

Erythrozyten (RBC, red blood cell). Komplementgebundene Antigen-Antikörperkomplexe können sich an den CR1-Rezeptor der Erythrozyten anlagern (s. Abb. 5), welche die Immunkomplexe dann zur Leber (liver) transportieren, wo sie von Makrophagen beseitigt werden. Dieser Vorgang wird auch als „Immunadhärenz“ bezeichnet.

Neutrophiler Granulozyt (PMN). Hauptphagozyt des Blutes, der jedoch herkömmlicherweise nicht zum RES gerechnet wird.

Monozyt (Mono). Im Knochenmark gebildet, wandert er über das Blut ins Gewebe, wo er zu einem Makrophagen heranreift. Wahrscheinlich entwickeln sich auch die spezialisierten antigenpräsentierenden Zellen aus Monozyten.

Makrophage (Mac). In den Geweben ansässiger, langlebiger Phagozyt. Makrophagen finden sich entweder frei in den Geweben oder sind an die Wände von Blutsinus „fixiert“, wo sie das Blut nach festen Teilchen, gealterten Erythrozyten usw. absuchen. Diese Aktivität ist in der Leber am stärksten ausgeprägt (die Makrophagen werden hier Kupffer'sche Sternzellen genannt). Makrophagen (und Neutrophile) haben die wichtige Eigenschaft, nicht nur Fremdmaterial, sondern auch daran gebundene Antikörper und/oder Komplementfaktoren erkennen zu können, was die Phagozytose der Fremdsubstanzen erheblich verstärkt (s. Abb. 8).

Sinus. Vielfach gewundene Kanäle in Leber, Milz usw., die das Blut passiert, bevor es den venösen Kreislaufschenkel erreicht und die den in ihnen angesiedelten Makrophagen die Gelegenheit geben, geschädigte oder mit Antikörpern bespickte Zellen und andere feste Teilchen zu entfernen. Dieser Vorgang läuft mit solcher Effizienz ab, daß z. B. bei einer Bolusinjektion von Kohlepartikeln diese Teilchen innerhalb von Minuten aus dem Blut entfernt werden, wobei Leber und Milz deutlich geschwärzt werden.

Mikroglia (microglia). Die Phagozyten des Gehirns (brain), von denen man annimmt, daß sie von einwandernden Monozyten des Blutes abstammen.

Lysozym (lysozyme). Ein wichtiges, von Makrophagen ins Blut sezerniertes, antibakterielles Enzym. Makrophagen produzieren noch weitere „natürliche“ humorale Faktoren wie z. B. Interferon und viele der Komplementkomponenten sowie cytotoxische Faktoren usw.

Riesenzelle, Epitheloidzelle (giant cell, epitheloid cell). Von Makrophagen abstammende Zellen, die man typischerweise an Orten chronischer Entzündungsvorgänge antrifft. Durch Verschmelzung zu einer soliden Masse, einem sog. **Granulom (granuloma)** konzentrieren und umschließen sie irritierendes oder unverdauliches Material (s. Abb. 32).

8 Phagozytose

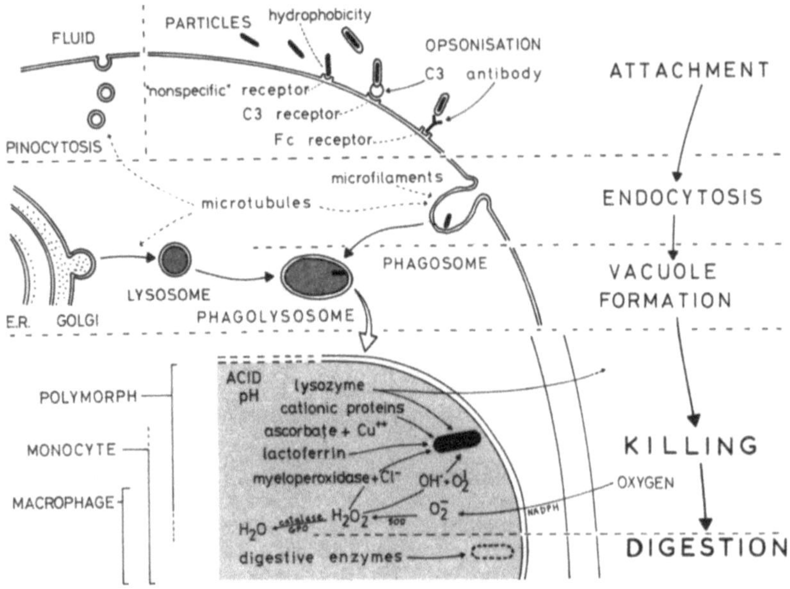

Zahlreiche Zellen können Fremdmaterial aufnehmen, doch die Fähigkeit zu gesteigerter Aufnahmeaktivität als Antwort auf die Opsonisierung durch Antikörper und/oder Komplement, ist den Zellen der myeloischen Reihe vorbehalten, vornehmlich den **neutrophilen Granulozyten (polymorph), Monozyten** und **Makrophagen**. Daher werden diese auch manchmal „professionelle" Phagozyten genannt.

Diese myeloischen Zellen bedienen sich im wesentlichen ähnlicher Mechanismen bei der Phagozytose von Fremdobjekten. Diese vollzieht sich in einer Abfolge von **Anlagerung (attachement,** oben), Aufnahme oder **Endozytose (endocytosis,** Mitte) und **Verdauung (digestion,** unten). Die Abbildung verdeutlicht diesen Vorgang für ein typisches Bakterium (kleine schwarze Balken). Im allgemeinen können Bakterien, die eine Kapsel haben (schwarze Balken mit Ring), nur dann phagozytiert werden, wenn sie opsonisiert sind, wohingegen viele unbekapselte Bakterien keine Opsonisierung erfordern. Die Phagozyten weisen bestimmte Unterschiede voneinander auf: Neutrophile Granulozyten z. B. sind sehr kurzlebig (Stunden oder Tage) und sterben häufig im Verlauf der Phagozytose, während Makrophagen, denen einige der besonders destruktiven Enzyme fehlen, in der Regel überleben und erneut phagozytieren können. Darüber hinaus können Makrophagen aktiv einige ihrer Enzyme sezernieren, z. B. Lysozym. Zwischen den einzelnen Spezies gibt es erstaunliche Unterschiede in ihrem Gehalt an lysosomalen Enzymen.

Einige der abgebildeten Phagozytoseschritte können aus genetischen Gründen einen umschriebenen Defekt aufweisen (s. Abb. 36), ebenso wie sie auch durch besondere Mikroorganismen aktiv gehemmt werden können (s. Abb. 23, 25, 27). In jedem Falle resultiert daraus das Unvermögen, den Mikroorganismus oder das Fremdmaterial kunstgerecht zu eliminieren, was zu chronischen Infektionen und/oder chronischer Entzündung führt.

Pinozytose, „Trinken der Zelle“ (pinocytosis). Dieser Ausdruck bezeichnet die Aufnahme von löslichem Material durch eine Zelle und wird gewöhnlich auf Teilchen von einem Durchmesser unter 1 µm angewendet.

Hydrophobizität (hydrophobicity). Hydrophobe Gruppen neigen zur Anlagerung an die hydrophobe Zelloberfläche; möglicherweise erklärt dies die „Erkennung“ von geschädigten Zellen, denaturiertem Protein usw. Die hauptsächlich aus Polysacchariden bestehenden Bakterienkapseln vermindern die Hydrophobizität und hemmen so die Anlagerung – ein wichtiger, von vielen der virulentesten Bakterien verwendeter Überlebensmechanismus (s. Abb. 23).

Unspezifischer Rezeptor (non specific receptor). Eine andere These ist die, daß Phagozyten über Oberflächenstrukturen verfügen, die sich zu einer großen Palette von Materialien komplementär verhalten, diese erkennen und sich so an sie anlagern können.

C3-Rezeptor (C3 receptor). Phagozyten (und einige Lymphozyten) können C3b binden, das – aktiviert durch Bakterien usw. – entweder direkt oder über die Zwischenschaltung von Antikörpern gebildet wird (vgl. Abb. 5 zu Details bzgl. des Rezeptors).

Fc-Rezeptor (Fc receptor). Phagozyten (und die meisten Lymphozyten, Thrombozyten u. a.) können über einen spezifischen Rezeptor den Fc-Anteil von Antikörpern (antibody), insbesondere der IgG-Klasse, binden.

Opsonisierung (opsonisation) bezeichnet die Ingangsetzung oder Verstärkung der Anlagerung an Phagozyten über C3- oder Fc-Rezeptoren. Entdeckt von Almorth Wright und zu Berühmtheit gelangt durch G. B. Shaws „The Doctor's Dilemma“, stellt die Opsonisierung wahrscheinlich den wichtigsten Einzelmechanismus dar, mit dem Antikörper dazu beitragen, insbesondere bakterielle Infektionen zu überwinden.

Phagosom (phagosome). Eine Vakuole, die durch die Internalisation von Zellmembran samt einem dort angelagerten festen Teilchen gebildet wird.

Mikrotubuli (microtubules). Kurze, starre, aus dem Protein Tubulin bestehende Strukturen, die sich kanalförmig anordnen, um so einen geordneten intrazellulären Verkehr z. B. von Vakuolen zu organisieren. Darüber hinaus verleihen sie der Zellmembran Festigkeit.

Mikrofilamente (microfilaments) sind kontraktile Proteinfilamente (Aktin), die die funktionelle Grundlage für Membranvorgänge wie Pinozytose und Phagosomenbildung darstellen. Zusätzlich gibt es noch aus dem Protein Vimentin bestehende sog. Intermediärfilamente.

E. R., Endoplasmatisches Retikulum. Membranöses System aus sackförmigen Ausstülpungen und Tubuli, in dem viele für die Sekretion bestimmte Proteine synthetisiert werden.

Golgi-Apparat (golgi). Zellorganelle, in der die ER-Produkte in Vesikel verpackt werden.

Lysosom (lysosome). Ein durch eine Membran abgekapseltes intrazelluläres Sortiment hydrolytischer Enzyme, die ihre Aktivität gewöhnlich bei saurem pH entfalten (z. B. saure Phosphatase, DNA-ase). Nahezu alle Zellen weisen Lysosomen auf; sie erfüllen sowohl die Funktion von Transportvehikeln für die Sekretion als auch die von Verdauungsinstrumenten. Sie sind ein hervorstechendes Merkmal von Makrophagen und Granulozyten, die zusätzlich über gesonderte, mit Lysozym und anderen Enzymen bestückte Vesikulae verfügen; zusammen mit den Lysosomen bilden diese Vesikulae die **Granula**, deren jeweilige Färbeeigenschaften die verschiedenen Typen von polymorphkernigen Granulozyten (Neutrophile, Basophile, Eosinophile) kennzeichnen. Neugebildete Lysosomen, die noch kein Substrat enthalten, werden manchmal auch „primäre“ Lysosomen genannt.

Phagolysosom (phagolysosome). Eine aus der Fusion von Phagosom und Lysosom(en) entstehende Vakuole, in der Mikroorganismen abgetötet und verdaut werden.

Laktoferrin (lactoferrin). Protein mit einer extrem hohen Affinität für Eisen. Es hemmt das Wachstum von Bakterien, indem es ihnen Eisen entzieht.

Kationische Proteine (cationic proteins). Mikrobizide Substanzen, z. B. „Phagozytin“ und „Leukin“. Eosinophile sind besonders reich an kationischen Proteinen, die bei der Degranulierung der Zelle freigesetzt werden können und diese daher zu hochgradig zytotoxischen Zellen machen.

Askorbinsäure (ascorbate) interagiert mit Kupferionen und Wasserstoffperoxid und kann ebenfalls bakterizide Wirkung haben.

Sauerstoff (oxygen). Die intrazelluläre Abtötung vieler Bakterien hängt von der Aufnahme von Sauerstoff durch den Phagozyten ab, ist also „aerob“. Über eine Reihe von enzymatischen Reaktionsstufen unter Einschluß von NADPH-Oxidase und Superoxiddismutase (SOD) wird Sauerstoff zu Superoxid (**O_2-**), Wasserstoffperoxid (**H_2O_2**), sowie zu Hydroxylionen (**OH**) und Sauerstoffradikalen (**O_2^1**) reduziert. Diese „freien Radikale“ sind für viele Mikroorganismen hochtoxisch, jedoch nur kurz wirksam, da sie von zellulären Enzymen wie **Katalase (catalase)** und **Glutathionperoxidase (GPO)** umgewandelt und damit entfernt werden. Es überrascht nicht, daß auch einige Bakterien solche Enzyme produzieren.

Myeloperoxidase. Ein wichtiges mikrobizides Enzym in Verbindung mit Wasserstoffperoxid und Halogen- (z. B. Chlorid-) Ionen. Reifen Makrophagen fehlt dieses Enzym, könnte dort jedoch teilweise durch Katalase ersetzt sein.

Lysozym, Muramidase (lysozyme) lysiert viele Saprophyten (z. B. M. saprodeicticus) und einige durch Antikörper und/oder Komplement vorgeschädigte pathogene Bakterien. Ein Hauptsekretionsprodukt von Makrophagen, im Blut nachweisbar im Bereich µg/ml.

Verdauungsenzyme (digestive enzymes). In der Regel lassen sich Lysosomen anhand dieser Enzyme (saure Phosphatase, Lipase, Elastase, β-Glukuronidase u. a.) identifizieren.

9 Lymphozyten

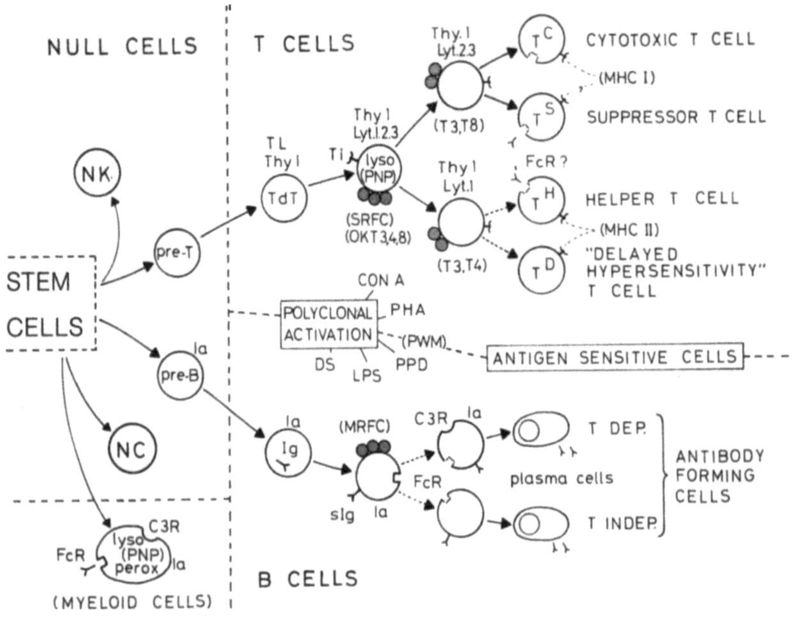

Gemäß ihrer Funktion im Rahmen der adaptativen Immunität haben die Lymphozyten einige besondere Eigenschaften: spezifische Rezeptoren, die jeder Zelle die Reaktion auf ein individuelles Antigen ermöglichen (Grundlage der **Spezifität**), klonale Proliferation und lange Lebenszeit (Grundlage des spezifischen **Gedächtnisses**) und Rezirkulation aus dem Gewebe zurück in die Blutbahn, wodurch sichergestellt wird, daß das infolge einer lokalen Immunantwort erworbene spezifische Gedächtnis eine körperweite **Verteilung** erfährt.

Die Entdeckung der frühen 1960er Jahre, daß es zwei große Lymphozytensubpopulationen gibt, **T** (Thymus-abhängig; oben) und **B** (Bursa- oder Knochenmark-abhängig; unten) hatte in etwa den gleichen Einfluß auf die zelluläre Immunologie wie die Entdeckung der Doppelstranghelix auf die Molekularbiologie. Als erstes T-Zell-Charakteristikum wurde ihre Eigenschaft erkannt, den B-Lymphozyten bei der Produktion von Antikörpern zu „helfen". Nachfolgend sind weitere Untergruppen ans Licht gekommen, so daß wir nun auf der Grundlage funktioneller und morphologischer Unterschiede vier Gruppen von T-Lymphozyten unterscheiden (oben rechts). Die Abbildung zeigt die Oberflächeneigenschaften der Lymphozyten („Marker") in den verschiedenen Differenzierungsstadien bei der Maus. In Klammern oder im Innern der Zelle werden einige spezifische Marker für die Subpopulationen des Menschen angegeben. Die letzteren haben sich bei der Klassifizierung lymphoider und myeloischer Malignome (Leukämien) als besonders nützlich erwiesen.

Zellen, die zwar Lymphozyten ähneln, jedoch keine charakteristischen T- oder B-Zell-Marker besitzen, werden als „Null"-Zellen bezeichnet (links). Wahrscheinlich gehören dazu frühe, undifferenzierte T- und B-Lymphozyten, Monozyten und die sogenannten „Natural Killer"-Zellen, die möglicherweise in der Tumorabwehr von Bedeutung sind. Im Blut und in den lymphatischen Organen gehören etwa 10% der Lymphozyten zur „Null"-Gruppe.

Es gehört zu den interessantesten jüngeren Entwicklungen in der Biologie, daß es inzwischen möglich ist, Lymphozyten durch die Fusionierung mit einer Tumorzelle zu „verewigen". Im Fall der B-Lymphozyten kann dies die unbegrenzte Versorgung mit individuellen oder **monoklonalen** Antikörpern bedeuten, mit einem weitreichenden Spektrum von Anwendungsmöglichkeiten für die Diagnose und Therapie von Krankheiten sowie die Untersuchung von Zelloberflächen. Es ist sogar sehr wahrscheinlich, daß die Klassifizierung von Lymphozyten selbst und auch der meisten anderen Zellen bald auf der Grundlage ihrer Reaktivität gegenüber einer großen Palette von monoklonalen Typisierungsantisera erfolgen wird.

Ferner können T-Lymphozyten in Kulturen zu unbegrenzter Teilung angeregt werden, indem ihnen eine definierte Menge ihres spezifischen Antigens und unspezifischer Wachstumsfaktoren wie Interleukin-2 angeboten wird (s. Abb. 19). Die Eigenschaften der daraus resultierenden **Zellinien** oder **Klone** können uns vielleicht zu einem besseren Verständnis der normalen T-Zell-Funktionen führen, bisher scheinen sie hauptsächlich Verwirrung gestiftet zu haben.

Nullzellen (Null Cells)

NK. Natural-Killer-Zelle; wirkt auf einige Tumoren zytotoxisch, und zwar anscheinend in Abwesenheit von Antikörpern. Manche NK-Zellen könnten zur T-Lymphozytenreihe gehören, sie haben jedoch keine T-Zell-Rezeptoren.

NC. Natural-Cytotoxic-Zellen; sind den NK-Zellen ähnlich; sind aber wahrscheinlich den Makrophagen näher verwandt als den T-Lymphozyten.

Zellen der myeloischen Reihe (myeloid cells). Zusammen mit einigen T- und NK-Zellen sind Monozyten, Makrophagen und Granulozyten die zellulären Träger der antikörpervermittelten Zytotoxizität (ADCC, antibody-dependant cellular cytotoxicity); zusammengenommen: K-Zellen.

FcR. „Fc-Rezeptor"; ein Rezeptor für den Fc-Anteil des Antikörpers, insbesondere von IgG, dient zur Kopplung der ADCC-Effektorzelle an ihr Ziel.

T-Lymphozyten (T-Cells)

TdT. Terminale Deoxynucleotidyltransferase, eine DNA-Polymerase, die sich hauptsächlich in den kortikal gelegenen (und daher jungen) Thymozyten findet und wahrscheinlich an der Gen-Umgruppierung (s. Abb. 14) für den T-Zell-Rezeptor beteiligt ist.

Ti. Der dem Oberflächen-Ig der B-Lymphozyten entsprechende T-Zell-Rezeptor für Antigen.

PNP. Purinnukleosidphosphorylase; ein in menschlichen T- (nicht aber B-) Lymphozyten und Monozyten vorhandenes Enzym des Purinstoffwechsels, das möglicherweise als Marker Bedeutung gewinnen könnte.

Lyso. Lysosomale Enzyme, in Zellen der myeloischen Reihe und in geringerer Menge auch in T-Lymphozyten vorhanden.

TL stand ursprünglich für „thymus leukaemia"; ein Oberflächenantigen auf leukämischen, aber auch auf normalen Thymozyten der Maus; fehlt auf reifen T-Lymphozyten.

Thy1. Ursprünglich „theta"; Oberflächenantigen auf Maus-T-Zellen, das in zwei Allelen auftritt und auch auf einigen Zellen des Gehirns und der Haut anzutreffen ist.

LyT1,2,3. Drei ausschließlich auf T-Lymphozyten vorhandene Antigene, die jeweils in zwei Allelen existieren. Junge T-Lymphozyten exprimieren alle drei Antigene, im Verlauf der Zelldifferenzierung und -reifung gehen entweder Ly1 oder 2 und 3 verloren. Weder von Ly, noch von Thy 1-Molekülen konnte bisher nachgewiesen werden, daß sie im Rahmen der Zellfunktion eine Rolle spielen. Die Verwendung monoklonaler Antikörper hat den Schluß nahegelegt, daß auch beim Menschen ein ähnliches System von Oberflächenantigenen vorhanden ist.

OKT. Eine Reihe menschlicher T-Zell-Marker, die mit Hilfe monoklonaler Antikörper entdeckt wurden. OK steht dabei für Ortho-King, den Erfinder und kommerziellen Hersteller dieser unschätzbar nützlichen Reagentien.

Polyklonale Aktivierung (polyclonal aktivation). Stimulierung einer beträchtlichen Zahl von Lymphozyten (also vielen Klonen), im Gegensatz zu den wenigen oder einzelnen Klonen, die normalerweise durch ein Antigen stimuliert werden. Da Mitosen häufig das erste Anzeichen für eine Aktivierung sind, werden polyklonale Aktivatoren manchmal auch als „Mitogene" bezeichnet. Eine überraschend große Zahl solcher „Lektine" sind pflanzlichen Ursprungs, z. B. Concanavalin A (CON A) und Phythämagglutinin (PHA), und fungieren über eine komplementäre Wechselwirkung mit Kohlenwasserstoffen der Zelloberfläche.

Rosettentest (SRFC, Sheep rosette-forming cell). Die meisten menschlichen T-Lymphozyten binden in vitro Schaferythrozyten in Form von sog. „Rosetten". Wie die Antwort auf Mitogene, ist auch diese Reaktion ein nützlicher Marker ohne funktionelle Bedeutung — sie sollte nicht mit der in der experimentellen Immunologie sehr gebräuchlichen Verwendung von Schaferythrozyten als Antigene verwechselt werden.

Zytotoxischer T-Lymphozyt (cytotoxic T cell). Eine Schlüsselzelle im Rahmen der Abwehr von Viren (s. Abb. 19, 24).

Suppressor-T-Lymphozyt (suppressor T cell). Mit der o. g. Zelle verwandt und möglicherweise identisch; kann sowohl B- als auch T-Lymphozytenantworten unterdrücken.

Helfer-T-Lymphozyt (helper T cell) ist für die meisten Antikörperantworten, nämlich die T-Zell-abhängigen, von essentieller Bedeutung (s. Abb. 17).

T-Lymphozyt der Überempfindlichkeitsreaktion vom verzögerten Typ (Delayed hypersensitivity T cell). Ist für die Anlockung und Aktivierung einer ganzen Reihe von Zellen von Bedeutung; Helfer-T-Lymphozyten können eine Untergruppe dieses Zelltypus stellen (s. Abb. 19). Beachte, daß reife T-Lymphozyten aller vier genannten Arten häufig mit unterschiedlichen MHC-Molekülen reagieren, obwohl sie alle sehr ähnliche Antigenrezeptoren haben (s. Abb. 13).

B-Lymphozyten (B Cells)

Ig: sIg. Immunglobuline sind das Schlüsselmerkmal von B-Lymphozyten (Ig zunächst cytoplasmatisch, später dann membranständig = surface bound, sIg); mit ihrer Hilfe erkennen diese Zellen spezifische Antigene (s. Abb. 12, 14).

Ia. Antigene, die von der „I" oder Klasse-II-Region des Haupt-Histokompatibilitäts-Komplexes codiert werden. Sie werden hauptsächlich auf B-Lymphozyten und Makrophagen exprimiert und sind beteiligt an der Interaktion dieser Zellen mit T-Lymphozyten der Ly 1-Klasse (s. Abb. 15, 17).

CR2. C3-Rezeptoren auf B-Lymphozyten (s. Abb. 5).

DS. Dextransulfat. **LPS** Lipopolysaccharide, z. B. Salmonellen-Endotoxin. **PPD** (Purified protein derivative) = Tuberkulin. Alle sind normalerweise nur für B-Lymphozyten mitogen, und zwar möglicherweise in unterschiedlichen Entwicklungsstadien.

PWM. Pokeweed-Mitogen, wirkt mitogen auf T- und B-Lymphozyten, sofern beide vorhanden sind.

Rosettentest (MRFC Mouse rosette-forming cell): In vitro führen reife B-Lymphozyten und B-Zell-Leukämiezellen des Menschen zur Bindung von Mauserythrozyten.

T-abhängig/-unabhängig (T dep., T indep.). Die Bildung einiger Antikörper, insbesondere von IgM, erfordert keine Hilfestellung durch T-Lymphozyten und wird daher als „Thymus-unabhängig" bezeichnet. Diese Immunantwort repräsentiert wahrscheinlich ein evolutionsgeschichtlich primitiveres Stadium.

10 Primäre lymphatische Organe und Lymphozytenbildung

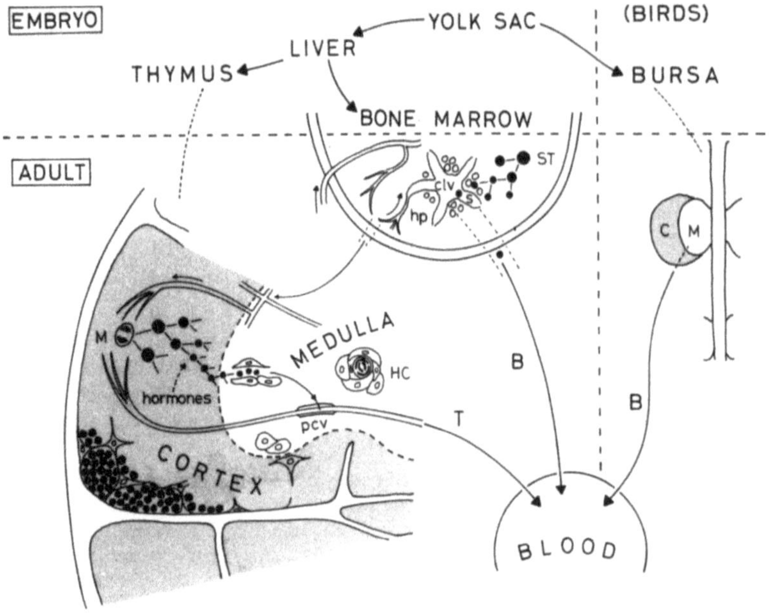

Ein erster Beleg dafür, daß es unterschiedliche Lymphozytenpopulationen gibt, waren die komplementären Effekte, die sich durch die frühzeitige Entfernung des **Thymus** (Beeinträchtigung der zellvermittelten Immunität) und der **Bursa Fabricii** (Beeinträchtigung der Antikörperantwort) bei Vögeln erzielen ließen. Man hat dann nach einem Äquivalent der Bursa Fabricii bei Säugetieren gesucht. Zeitweilig wurde das „Darm-assoziierte lymphatische Gewebe" (GALT) – Inseln lymphatischen Gewebes im Intestinum – weithin als ein solches Äquivalent angesehen, die gegenwärtige Lehrmeinung ist jedoch, daß es bei Säugetieren kein wirkliches Analogorgan der Bursa gibt. Vielmehr übernehmen hier Leber (beim Foeten) und Knochenmark (beim Erwachsenen, adult) die Funktion der B-Lymphozytenreifung.

Eine andere, viel diskutierte Frage ist, warum so viele Zellen im Thymus absterben – manchen Berechnungen zufolge bis zu 90%. Eine interessante und keineswegs widerlegte Vorstellung dazu ist, daß im Thymus die gegen Eigenantigene gerichteten Zellen ausgejätet werden. Sollte sich herausstellen, daß die mysteriösen Hassal'schen Körperchen der Ort sind, an dem dieser Ausleseprozeß stattfindet, wären damit zwei Rätsel auf einmal gelöst.

Doch dies sind durchaus nicht die einzigen Auseinandersetzungen über die Rolle des Thymus. Die Rolle der mutmaßlichen Thymushormone, wie z. B. „Thymosin", wird nach wie vor diskutiert; widersprüchliche Vorstellungen existieren hinsichtlich der Frage, ob alle T-Zellen von der Medulla zum Cortex wandern, bevor sie den Thymus verlassen, oder ob eine bestimmte Subpopulation von T-Zellen den Thymus direkt vom Cortex aus verläßt; ferner ist es nicht ganz klar, welche Funktion der Thymus bei der Determinierung des T-Zell-Reaktionsmusters auf Antigene hat; und schließlich meinen viele Leute, ohne es eindeutig belegen zu können, der Thymus habe etwas mit Krebs und dem Alterungsprozeß zu tun.

Dottersack (Yolk Sac)

Ort des frühesten hämatopoetischen Gewebes, einschließlich der Vorläuferzellen von Lymphozyten.

Bursa Fabricii (Bursa)

Bei Vögeln (birds) differenzieren sich die B-Lymphozyten in der Bursa Fabricii, einer Ausstülpung der Kloake mit Krypten und Lymphfollikeln, die ihr Größenmaximum wenige Wochen nach dem Schlüpfen erreicht und dann atrophiert. Bei Säugetieren gibt es wahrscheinlich kein Analogorgan für die Bursa, wenn auch die Appendix, Tonsillen usw. für diese Rolle ins Gespräch gebracht worden sind.

M. Medulla; hier besiedeln die ersten Stammzellen die Bursa-Follikel.

C. Cortex; Proliferationsort der B-Lymphozyten.

Leber (Liver)

Bei Säugetieren während der Foetalperiode Hauptorgan der Hämatopoese und Lymphopoese.

Knochenmark (Bone Marrow)

ST. Stammzellen für die B-Lymphozyten-Reihe.

HP. Hämatopoetisches Areal. Die genaue anatomische Lokalisation der Lymphopoese in Leber und Knochenmark ist nicht bekannt, doch wird angenommen, daß sie zusammen mit dem hämatopoetischen Differenzierungsweg abläuft.

S. Sinus, der die ausdifferenzierten Zellen sammelt.

CLV. Zentrale longitudinale Vene, über welche die in den Sinus gesammelten Zellen ins Blut gelangen.

Thymus

Wie die Bursa Fabricii erreicht auch der Thymus sein Größenmaximum in der ersten Lebensphase, während sich die anschließende Atrophie langsamer entwickelt. Bei Mäusen weist der Thymus fast ausschließlich T-Lymphozyten auf, bei manchen anderen Tierarten ist auch eine wechselnde Zahl von B-Lymphozyten anzutreffen. Die T-Lymphozytenvorläufer entstammen dem Knochenmark, wo sie sich – unter dem Einfluß von Thymushormonen – bis zu einem gewissen Grad differenzieren können. Der Großteil ihrer Reifung findet jedoch im Thymus selbst statt, in den sie über das Blut gelangen. Es liegen Hinweise darauf vor, daß sie sich in einem bestimmten Stadium innerhalb von spezialisierten epithelialen „Ammen"-Zellen entwickeln.

Neuere Arbeiten über die Spezifität von T-Lymphozyten (s. Abb. 17, 19) und die Schlüsselrolle des Haupt-Histokompatibilitäts-Komplexes (s. Abb. 13), haben den Schluß nahegelegt, daß T-Lymphozyten zuerst die Erkennung von Eigenantigenen lernen und daß dieser Vorgang im Thymus stattfindet (s. unten).

Hormone (hormones). Von zahlreichen, aus Thymusgewebe extrahierten Faktoren ist nachgewiesen (anhand von Zellfunktion, Oberflächenmarkern oder beidem), daß sie die T-Lymphozytenreifung stimulieren. Bisher hat man sich noch auf keine einheitliche Terminologie einigen können, und die nachfolgende Liste von Thymusfaktoren ist alles andere als vollständig:

- Thymosin alpha-1 (MW 3108), beta-1 (MW 8451), beta-4 (MW 4982)
- Thymopoetin I, II (MW 9562)
- Thymosin (MW 3108), B (MW 8451), B4 (MW 4982)
- Thymic humoral factor (MW 3220)
- Thymostimulin (MW 12000)
- Facteur thymique serique (MW 857)

Cortex. In der histologischen Färbung dunkel erscheinender Teil des Thymus, in dem dicht zusammengelagerte Lymphozyten durch längliche Epithelzellen in Kompartimente eingeteilt sind. Dies könnte der Ort sein, an dem die neu aus dem Knochenmark eintreffenden Zellen ihre „MHC-Restriktion" erwerben (s. Abb. 13).

M. Mitosefiguren sind ein häufiges Phänomen. Man nimmt an, daß zwischen Vorläuferzelle und reifem T-Lymphozyt etwa 8 Zellteilungen liegen. Häufig finden sich auch pyknotische Kernreste, was darauf schließen läßt, daß viele Zellen absterben, ohne den Thymus zu verlassen.

Medulla. Innerer, hauptsächlich epithelialer Teil des Thymus, in den einige (wenn nicht sogar alle) kortikalen Lymphozyten einwandern, bevor sie den Thymus verlassen. Es wird vermutet, daß die sich entwickelnden T-Lymphozyten hier mit antigenpräsentierenden („dendritischen") Zellen zusammentreffen und Autotoleranz erwerben (s. Abb. 21).

PCV. Postkapilläre Venula, durch welche die Lymphozyten zunächst in die Thymusvenen und dann ins Blut gelangen.

HC. Hassal'sches Körperchen – ein merkwürdiges, dem Thymus vorbehaltenes Gebilde, das aus konzentrisch zusammengepreßten, keratinisierten Epithelzellen besteht und das manche Forscher für die Produktionsstätte der Thymushormone halten.

11 Sekundäre lymphatische Organe und Lymphozytenrezirkulation

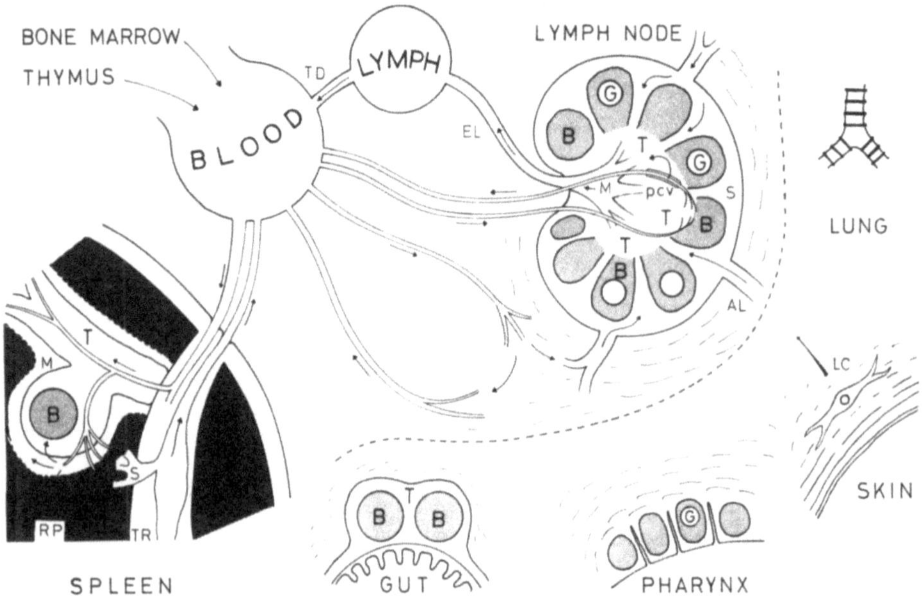

Die Fähigkeit der **Rezirkulation** vom Blut ins Gewebe und zurück über das lymphatische System ist ein einzigartiges Charakteristikum der Lymphozyten und versieht sie – zusammen mit ihrer langen Lebenszeit und der Spezifität für individuelle Antigene – mit dem Rüstzeug, die zentrale Rolle in der adaptativen Immunantwort zu spielen.

Die sorgfältige Vermischung von Lymphozyten, die hauptsächlich in der **Milz** und den **Lymphknoten** stattfindet, garantiert ein Maximum an Kontakt zwischen antigenpräsentierenden Zellen, die gerade ein Antigen neu entdeckt haben, und den T- und B-Lymphozyten, die zu einer spezifischen Immunantwort darauf in der Lage sind (dieses Zusammentreffen der passenden Zellen wäre ansonsten ein sehr seltenes Ereignis). Die körperweite Ausstreuung der nun expandierenden und auf eine zweite Begegnung mit dem Antigen vorbereiteten T- und B-Populationen stellt sicher, daß das „immunologische Gedächtnis" überall im Körper vorhanden ist.

Verschiedene Lymphozytentypen haben die Tendenz, sich in unterschiedlichen Regionen der lymphatischen Organe anzusiedeln („homing") (vergleiche **T** und **B**-Zonen in der Abb.; B-Zell-Inseln schattiert). Dies ist vermutlich entweder auf chemotaktische Faktoren zurückzuführen, die bestimmte Lokalisationen unverwechselbar kennzeichnen, oder beruht auf der Erkennung von definierten Lymphozytensubpopulationen durch lokale Elemente wie die innere Oberfläche des Gefäßendothels oder die dendritischen antigenpräsentierenden Zellen (hier nicht eingezeichnet, s. Abb. 7).

Allgemein gilt, daß Lymphknoten auf diejenigen Antigene reagieren, die in das Gewebe im Bereich ihres Abflußgebietes eindringen, die Milz dagegen auf Antigene im Blut antwortet. Intestinum, Lunge und Schleimhäute haben zusätzlich ihre eigenen, weniger spezialisierten lymphatischen Organe.

Lymphknoten (Lymphnode)

Lymphknoten bilden den Hauptteil des organisierten lymphatischen Gewebes. Sie sind so plaziert, daß die Lymphflüssigkeit der meisten Körperregionen eine Reihe von Lymphknoten passieren muß, bevor sie den Ductus thoracicus (**TD**) erreicht. Der Ductus thoracicus mündet in die linke Vena subclavia und ermöglicht damit den Lymphozyten die Rezirkulation ins Blut.

AL, EL. Afferente und efferente Lymphgefäße, durch welche die Lymphe zunächst in periphere und dann in zentrale Lymphknoten geleitet wird.

S. Lymphsinus, durch welche die Lymphe der afferenten Lymphgefäße in die Rand- und Marksinus fließt.

M. Marksinus, in dem die Lymphe vor ihrer Ableitung über die efferenten Lymphgefäße gesammelt wird. Die Medulla ist außerdem der Ort der Antikörperbildung; daher sind hier hauptsächlich Plasmazellen angesiedelt.

G. Germinatives Zentrum/Sekundärfollikel; ein Gebiet mit größeren Zellen, die sich innerhalb des Follikels nach erfolgter Antigenstimulation entwickeln. Man nimmt an, daß dies der Entstehungsort von Gedächtnis-B-Lymphozyten ist. Hier finden sich spezielle dendritische Zellen, die an ihrer Oberfläche wochen- und vielleicht sogar jahrelang Antigene präsentieren (Details in Abb. 17).

T. T-Lymphozytenzone oder „Paracortex"; eine hauptsächlich von T-Lymphozyten besetzte Region, durch welche die B-Lymphozyten wandern müssen, um die Medulla zu erreichen. Es wird vermutet, daß sich hier die dendritischen Zellen auf ihre Aufgabe der Antigenpräsentation gegenüber T-Lymphozyten spezialisieren.

PVC. Postkapilläre Venula; spezialisierte Venula mit hohem cuboidalem Endothel, durch welche Lymphozyten aus dem Blut in die parakortikale Zone eindringen und somit in den efferenten Schenkel des lymphatischen Kreislaufs gelangen.

Milz (Spleen)

Die Milz unterscheidet sich von einem Lymphknoten dadurch, daß sie keine Lymphdrainage hat und sehr viele Erythrozyten enthält. Bei manchen Tierarten fungiert sie sogar als Blutbildungsorgan und als Blutreservoir.

TR. Trabecula(e); bindegewebige Strukturen, die die Gefäße, insbesondere Venen, umscheiden.

T. T-Lymphozytenzone; eine hauptsächlich aus T-Lymphozyten bestehende Scheide aus lymphoretikulärem Gewebe, die die Arterien umschließt.

B. B-Lymphozytenzone oder Lymphfollikel, typischerweise auf einer Seite der lymphoretikulären Gefäßscheide angeordnet. Entlang den Follikelarterien finden sich häufig germinative Zentren (Sekundärfollikel).

M. Randzone zwischen lymphoretikulärer Scheide und roter Pulpa, in der vornehmlich Lymphozyten das Blut verlassen, um in das lymphoretikuläre Gebiet zu gelangen, und Erythrozyten sowie Plasmazellen in die rote Pulpa eindringen.

RP. Rote Pulpa; um in die venösen Sinus zu gelangen, muß das Blut durch dieses retikuläre Maschensystem sickern. Man nimmt an, daß hier die Überwachung und Beseitigung von geschädigten Erythrozyten stattfindet. Im Gegensatz dazu wird das lymphoretikuläre Gebiet manchmal auch als „weiße Pulpa" bezeichnet. Makrophagen der roten Pulpa und der Randzone können Antigene speichern, ebenso wie die dendritischen Zellen in den Lymphknoten. Wie in der Lymphknotenmedulla finden sich hier zahlreiche Plasmazellen.

S. Milzsinus; große sackähnliche Ausstülpungen, die das Blut sammeln und dann der Milzvene zuführen.

Darm (Gut)

Die Abb. zeigt einen typischen Peyer'schen Plaque des Ileums, es finden sich jedoch Lymphknötchen entlang dem gesamten Darm, die auf durch den Darm eindringende Antigene reagieren. Sie werden manchmal unter dem Begriff Darm-assoziiertes lymphatisches Gewebe (GALT) zusammengefaßt.

Lunge (Lung)

Ähnlich wie der Darm hat auch die Lunge sehr viel Kontakt mit exogenen Antigenen; das lymphatische Gewebe ist hier vergleichbar (nämlich entlang den Bronchien) angeordnet.

Pharynx

Antigene aus Nase und Rachen treffen auf lymphatisches Gewebe wie Tonsillen und Rachenmandeln. Diese enthalten sowohl B- als auch T-Lymphozyten und häufig ebenfalls Sekundärfollikel.

Haut (Skin)

Durch die Haut eindringende Antigene können die lokalen Lymphknoten durch Aufnahme in Langerhans-Zellen (**LC**; s. auch Abb. 7) erreichen, die von der Haut in die Lymphknoten wandern, wo sie sich wahrscheinlich in der T-Lymphozytenzone niederlassen. Langerhans-Zellen reagieren auf ultraviolettes Licht extrem empfindlich, was erklären könnte, warum UV-Licht kontaktallergische Reaktionen vermindert, möglicherweise auch, warum UV-Licht die Induktion von Suppressor- statt von Helfer-T-Lymphozyten fördert (Abb. 28 erläutert die Bedeutung dieses Umstandes für die Entstehung von Hautkrebs).

12 Evolution der Erkennungsmoleküle

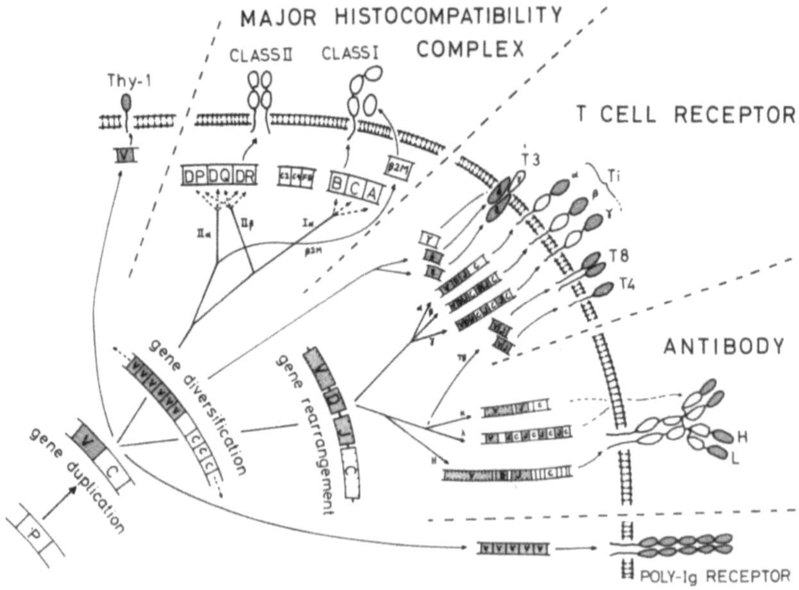

An dieser Stelle soll noch einmal betont werden, daß der Unterschied zwischen der „natürlichen" und der „adaptativen" Immunität in dem Grad des **Unterscheidungsvermögens** der betreffenden Erkennungssysteme liegt.

Wenn auch das außerordentlich interessante Erkennungssystem der natürlichen Immunität, z. B. von Phagozyten oder dem alternativen Aktivierungsweg des Komplementsystems, noch wenig verstanden ist, scheint es doch auf vergleichsweise simplen Unterscheidungsprinzipien zu beruhen: allgemein formuliert, wird ein bestimmtes Fremdmaterial entweder erkannt und führt zu einer Reaktion oder eben nicht.

Sehr viel differenzierter ist dagegen das Erkennungssystem der Lymphozyten, der Kernelemente der adaptativen Immunität. Diese können eine enorme Bandbreite von Fremdsubstanzen individuell unterscheiden und gezielte Immunantworten gegen sie in Gang setzen. Voraussetzung dieses erstaunlichen Diskriminierungsvermögens ist die Evolution der drei Gruppen von **Zelloberflächenrezeptoren**, von denen jede eine ausgedehnte Heterogenität aufweist: das **Antikörpermolekül**, der **T-Zell-Rezeptor** und die Moleküle des **Haupt-Histokompatibilitäts-Komplexes** (MHC). Alle diese Rezeptoren haben so viele Sequenzen gemeinsam, und zwar sowohl auf der Gen-(DNA) als auch der Protein-(Aminosäuren) Ebene, daß man daraus schließen kann, daß sie alle von einem einzigen Vorläufer abstammen, vermutlich von einem primitiven Erkennungsmolekül (s. Abb. 3). Da die Antikörper als erste dieser genetischen Erkennungssyteme identifiziert worden sind, werden sie häufig gemeinsam als die **Immunglobulin-Superfamilie** bezeichnet, zu der auch noch andere verwandte Moleküle gehören, einige mit und einige ohne immunologische Funktion. Allen gemeinsam ist eine Struktur, die auf einer Anzahl gefalteter Sequenzen von etwa 110 Aminosäuren Länge basiert, die auch **Domänen** genannt werden (in der Abb. als kreisförmige, aus der Zellmembran ragende Schleifen angedeutet).

Die Kenntnisse über die Evolution dieses Erkennungssystems sind noch sehr lückenhaft, und die Abbildung kann nur einen Eindruck davon vermitteln, wie die Beziehungen innerhalb dieser bemerkenswerten Molekülfamilie ausgesehen haben mögen. In den folgenden vier Abbildungen beschäftigen wir uns nun näher mit ihrer gegenwärtigen Struktur und Funktion.

P. Gilt als Vorläufergen der Ig-Superfamilie. Bisher konnte es noch in keiner der lebenden Tierarten nachgewiesen werden. Ursprünglich codierte dieses Gen wahrscheinlich ein Molekül zur Erkennung von Eigenantigenen, wie es Schwämme verwenden (s. Abb. 3).

V, C. Ein besonders wichtiger früher Entwicklungsschritt dieses Gens scheint seine Verdopplung gewesen zu sein (Genduplikation). Eines dieser beiden Gene wurde zum Ursprungsgen aller heutigen **variablen** (V) Gene, das andere zum Ursprungsgen der **konstanten** (C) Gene. In der Abb. sind diejenigen Gene und Polypeptide, die zur V-Genfamilie gerechnet werden und signifikante Homologien aufweisen, schattiert gekennzeichnet. Anschließende weitere Genduplikationen mit Ausbildung verschiedener Typen von V- und C-Genen (Gendiversifikation) führten zu der großen Vielfalt der heute anzutreffenden Domänen.

Thy 1. Ein auf Maus-T-Lymphozyten anzutreffendes Molekül mit unbekannter Funktion.

Haupt-Histokompatibilitäts-Komplex (MHC, major histocompatibility complex). Die Abb. zeigt die MHC-Gene des Menschen, die auch als HLA-Gene bekannt sind. Sie codieren zwei Arten von Zelloberflächenmolekülen, die man auf allen kernhaltigen Zellen (Klasse I) bzw. nur auf bestimmten immunkompetenten Zellen (Klasse II) findet. Die α- und β-Ketten dieser Moleküle enthalten konstante Regionen, aber es ist unsicher, ob ihre äußeren Domänen von V-Genen abstammen. Interaktionen zwischen MHC-Molekülen und T-Zell-Rezeptoren sind für die gesamte adaptative Immunität von fundamentaler Bedeutung.

B2M. B2-Mikroglobulin, das sich mit Klasse I-Ketten zu einem aus vier Domänen bestehenden Molekül verbindet.

C2, C4, FB. Überraschenderweise werden diese drei Komplementkomponenten von Genen codiert, die innerhalb des MHC liegen, obwohl sie strukturell wenig Verwandtschaft mit MHC-Molekülen aufweisen.

Gen-Umgruppierung (gene rearrangement). Ein Vorgang, der nur in T- und B-Lymphozyten gefunden wird, und der die Ursache ist für die enorme Vielfalt der Rezeptormoleküle. Es werden je ein V- und ein J-Gen (sowie bei den IgH-Ketten ein D-Gen) zusammengesetzt, die jeweils aus einem Sortiment von zwei bis mehreren hundert Genen stammen. Exzisionen aus DNA und mRNA führen schließlich zur Synthese einer Polypeptidkette, die sich nur aus einer einzigen von tausendfachen Kombinationsmöglichkeiten zusammensetzt. Da in jedem der T- und B-Lymphozyten eine gänzlich einzigartige Gen-Umgruppierung stattfindet, die dann an die Tochterzellen und deren Nachkommen weitervererbt wird, ist jeder Lymphozyt oder Lymphozytenklon von unverwechselbarer Individualität – dies ist die Grundlage der gesamten adaptativen Immunität (s. Abb. 17, 19, 21).

T-Zell-Rezeptor (T cell receptor). Ein Molekülkomplex an der Oberfläche von T-Lymphozyten, der (mindestens) aus Ti-α- und -β-Ketten, T3 und T4 oder T8 besteht (je nach T-Zell-Subpopulation). Zusammengenommen bilden diese Moleküle eine Einheit, die den T-Lymphozyten in die Lage versetzt, ein spezifisches Antigen zusammen mit einem bestimmten MHC-Molekül zu erkennen, auf diese Weise aktiviert zu werden und seine Funktion auszuüben („Hilfe", Zytotoxizität usw.).

Antikörper (antibody). Auf B-Lymphozyten hat der Antikörper (Immunglobulinmolekül) die Funktion des Zelloberflächenrezeptors und wird darüber hinaus von aktivierten B-Lymphozyten in riesigen Mengen sezerniert (Serumantikörperspiegel) – ein lebenswichtiger Bestandteil der Abwehr von infektiösen Mikroorganismen. Die Antikörperdomänen sind der α- und β-Kette des T-Zell-Rezeptors ziemlich ähnlich, werden jedoch anders zusammengesetzt, und zwar in der Form von zwei aus je vier Domänen bestehenden schweren Ketten (H), die mit zwei aus je zwei Domänen bestehenden leichten Ketten (L) verbunden werden.
Der Vorgang der Gendiversifikation ist nicht immer nach dem gleichen Muster abgelaufen. Bei Säugetieren z. B. liegen die J-Gene für schwere und leichte Ketten (κ) nebeneinander zwischen V und C, während die leichten Ketten (λ) durch repetitive J-C-Segmente gekennzeichnet sind. Bei Haien ist das gesamte V-J-C-Segment verdoppelt – was bedeutet, daß die Variationsmöglichkeiten bei der Gen-Umgruppierung erheblich eingeschränkt sind.

Poly-Ig-Rezeptor. Ein auf manchen Epithelzellen anzutreffendes Molekül, das den Antikörpertransport in Sekrete (z. B. Mucus) erleichtert. Erst kürzlich hat sich herausgestellt, daß es zur Ig-Superfamilie gehört. Mit der zunehmenden Zahl von Proteinen, deren DNA und Aminosäuresequenz bekannt sind, und der systematischen Suche nach der für diese Molekülfamilie charakteristischen Domänenstruktur werden sich sicher noch viele weitere Moleküle als unerwartete Mitglieder der Ig-Superfamilie herausstellen.

13 Der Haupt-Histokompatibilitäts-Komplex (Major Histocompatibility Complex, MHC)

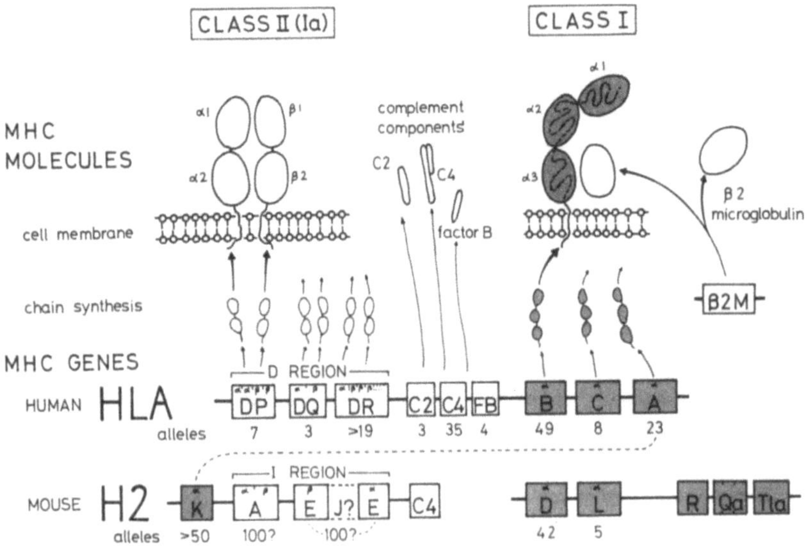

Der Name dieser großen und wichtigen Gruppe von Genen erklärt sich daher, daß die von ihnen codierten Proteine zuerst im Zusammenhang mit der Abstoßung von Transplantaten entdeckt wurden. Es handelt sich dabei um „Identitätsmarker" auf der Oberfläche verschiedener Zellen, mit denen T-Lymphozyten mittels ihrer eigenen Rezeptoren interagieren müssen, um ihre Aufgaben im Rahmen der adaptativen Immunität erfüllen zu können.

Wiederum aus historischen Gründen, ist der MHC der Maus (mouse, unterste Zeile in der Abb.) als **H-2** bekannt, während der MHC beim Menschen **HLA** („human leucocyte antigen") genannt wird. Tatsächlich jedoch ist das Grundmuster der MHC-Gene bei allen bisher untersuchten Tieren bemerkenswert ähnlich. Es setzt sich aus einer Gruppe „Klasse I"- (schattiert) und einer Gruppe „Klasse II"-Gene zusammen, die sich geringfügig unterscheiden in ihrer Struktur und in der Art, wie sie mit T-Lymphozyten interagieren (s. Abb. 14). Die Kästchen enthalten die Namen der Gene, während die darunter stehenden Ziffern die Zahl der alternativen Versionen oder **Allele** angeben, die an jedem Genort auftreten können. Es ist offensichtlich, daß der MHC in allen seinen Bereichen durch einen großen Polymorphismus gekennzeichnet ist: die Zahl der möglichen Kombinationen auf einem einzelnen Chromosom überschreitet wahrscheinlich 3×10^6. (Abb. 34 geht auf die Probleme ein, die dieser Polymorphismus für die Organtransplantation mit sich bringt.)

Seit der routinemäßigen Einführung der HLA-Typisierung hat sich herausgestellt, daß viele Erkrankungen bei Trägern bestimmter HLA-Typen signifikant häufiger (oder manchmal auch seltener) auftreten. Es sind einige Mechanismen denkbar, die dafür verantwortlich sein könnten. Bisher konnte jedoch diese Frage nicht allgemein zufriedenstellend geklärt werden.

H2. Der auf dem Chromosom 17 lokalisierte MHC der Maus. Es gibt wenigstens 20 weitere Neben-Histokompatiblitäts-Gene auf anderen Chromosomen (mit den Kürzeln H1, H3, H4 usw.); H2 ist jedoch im Rahmen der Transplantatabstoßung das am stärksten immunogen wirksame Gen und darüber hinaus das einzige, von dem man weiß, daß es an normalen Zellinteraktionen beteiligt ist.

K, D, L. Die Klasse-I-Gene von H2; sie codieren die α-Kette (MW 44000), die in Verbindung mit B2-Mikroglobulin die aus vier Domänen bestehenden K-, D- und L-Moleküle („Antigene") bildet. Der N-terminale Anteil der α-Ketten ist extrem variabel und hat sich wahrscheinlich für die Interaktion mit verschiedenen Viren entwickelt. Da potentiell jede Zelle von einem Virus infiziert werden kann, werden auf nahezu allen Zellen des Körpers Klasse-I-Antigene exprimiert (bei einigen Spezies sind die Erythrozyten ausgenommen). In der Abb. ist unter jedem Genlocus die Zahl der bekannten Allele notiert, in Wirklichkeit dürften es jedoch sehr viel mehr sein.

R, Qa, Tla werden ebenfalls zur Klasse-I-Familie gerechnet, da sie sehr ähnliche Moleküle codieren; sie werden jedoch nur auf einigen Lymphozyten exprimiert und sind nicht an der Transplantatabstoßung beteiligt. Man vermutet, daß die große Vielfalt der anderen MHC-Gene ihre Ursache in dieser „Qa-Region" haben könnte.

A, E, J. Die Klasse-II-Gene von H2, auch unter dem Oberbegriff I-Region bekannt. A und E enthalten getrennte Gene für die α- (MW 33000) und β-Ketten (MW 28000) des 4-Domänen-Moleküls. Im Unterschied zu Molekülen der Klasse I, werden die Klasse-II- (oder „Ia"-) Moleküle nur auf wenigen Zellen exprimiert, und zwar auf solchen, die im engen Kontakt mit T-Lymphozyten stehen (s. Abb. 14). Wahrscheinlich gibt es mehr A- und E-Gene als in der Abb. angedeutet, und da jedes zahlreiche Allele hat, ergibt sich eine sehr große Zahl an unterschiedlichen Antigenerkennungsstellen in der N-terminalen Region des Ia-Moleküls. Die genaue Lokalisation von J ist noch unsicher, denn obwohl Ergebnisse aus Züchtungsversuchen einen Genort zwischen δA und δE nahelegen, die insbesondere von Suppressor-T-Lymphozyten erkannte Moleküle codieren, haben die Molekularbiologen in diesem Teil des Chromosoms keine korrespondierende DNA finden können.

HLA. Auf dem Chromosom 6 lokalisierter MHC des Menschen mit starker Analogie zu H2 (Maus); Ausnahme: die Klasse-I-Gene liegen zusammen.

A, B, C. Die Klasse-I-Gene des Menschen. A verhält sich dabei homolog zu K (Maus). Wahrscheinlich gibt es auch Qa- und Tla-ähnliche Gene, doch steht ihre Charakterisierung noch aus.

DP, DQ, DR. Die Klasse-II-Gene des Menschen. Das Genprodukt von DP stimuliert in hohem Maß die T-Zell-Proliferation. Es wird mit Hilfe der „gemischten Lymphozyten-Reaktion" getestet, während man alle anderen Klasse-I- und Klasse-II-Antigene durch gegen sie gerichtete Antikörper nachweist. Von den beiden Ketten des DP-Produktes trägt anscheinend die β-Kette fast den gesamten variablen Teil, der vermutlich für die Interaktion mit verschiedenen Antigenen und nachfolgend mit dem T-Zell-Rezeptor verantwortlich ist. Ob Klasse-I- und Klasse-II-Moleküle wirklich individuelle Antigene „erkennen", ist noch umstritten – das gleiche gilt für den Ursprung ihrer Variabilität, der von dem in der V-Region von Ig und T-Zell-Rezeptor recht verschieden zu sein scheint.

C2, C4, FB. Diese „Klasse-III"-Gene codieren allesamt Komplementkomponenten, die an der Aktivierung von C3 beteiligt sind. Sie kommen merkwürdigerweise in mehreren Allelen vor, ohne daß der Zweck dafür erkennbar wäre. C4 kann an Erythrozyten angelagert werden und dann eine „Blutgruppe" nachahmen.

B2M. B2-Mikroglobulin (MW 12000) ist Bestandteil aller Klasse-I-Moleküle, obwohl es getrennt vom MHC codiert wird. Es dient der Stabilisierung von Klasse-I-Molekülen auf der Zelloberfläche. Zwar weist die Maus zwei allele Formen von B2M auf, doch gehört B2M im allgemeinen zu den am besten konservierten (= Molekül mit geringer genetischer Variabilität) Molekülen, die wir bisher kennen. Es ist auch frei im Serum anzutreffen.

HLA-assoziierte Krankheiten (HLA-associated Diseases)

Das auffälligste Beispiel ist die Schlafstörung Narkolepsie. Nahezu ausschließlich Träger des DR2-Antigens sind von dieser Krankheit betroffen, der Grund dafür ist nicht bekannt. Die Gruppe von Erkrankungen, die das Sacroiliacalgelenk befallen (Spondylitis ankylosans, M. Reiter u. a.) ist in bis zu 95% der Fälle mit dem HLA-Allel B27 assoziiert und tritt hier nahezu 20 mal häufiger als im Bevölkerungsdurchschnitt auf. Darüber hinaus weisen zahlreiche andere Krankheiten, so fast sämtliche Autoimmunkrankheiten, statistisch signifikante Assoziationen mit bestimmten HLA-Antigenen oder Antigengruppen, insbesondere im Bereich der D-Region, auf. Die Tendenz bestimmter HLA-Allele, zusammen aufzutreten (z. B. A1 und B8), wird als „Bindungsungleichgewicht" bezeichnet. Dies könnte darauf schließen lassen, daß solche Kombinationen einen Überlebensvorteil bedeuten, etwa weil sie die Widerstandsfähigkeit gegenüber bestimmten Krankheiten verbessern oder, alternativ, weil sie das Risiko von Überempfindlichkeitsreaktionen vermindern.

14 Der T-Zell-Rezeptor

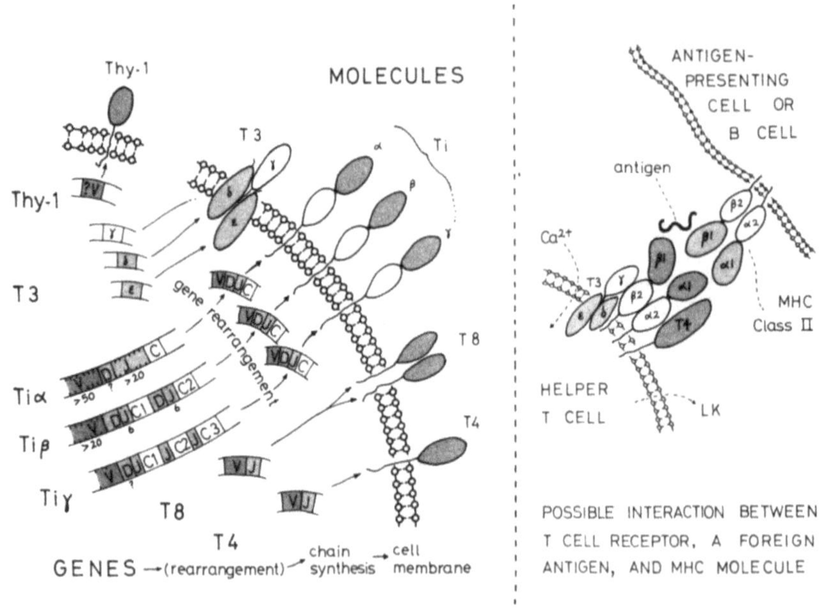

Es ist seit langem bekannt, daß T-Lymphozyten Oberflächenrezeptoren für Antigene haben, die in etwa ähnliche Eigenschaften haben wie die Antikörper auf B-Lymphozyten, aber die Frage, ob diese beiden Moleküle (molecules) tatsächlich identisch seien, blieb zunächst umstritten. Mit Hilfe monoklonaler Antikörper zur Analyse der Feinstruktur des Moleküls und DNA-Proben zur Identifizierung des zugehörigen Gens konnte 1983–84 schließlich bewiesen werden, daß der T-Zell-Rezeptor eine eigenständige Einheit ist.

So wie alle anderen Mitglieder der Immunglobulin-Superfamilie, hat auch der T-Zell-Rezeptor eine aus Polypeptiddomänen bestehende Kettenstruktur mit Disulphidbrücken als Verbindungselementen. In diesem Fall finden wir zwei Hauptketten (α und β), jede besteht aus zwei Domänen. Weitere Moleküle, die ebenfalls eine Funktion haben bei der T-Zell-Interaktion mit MHC-Molekülen sind z. B. T3, T4 und T8. Eine dritte Kette (γ) könnte in einigen Fällen beteiligt sein. Die rechte Bildhälfte zeigt einen möglichen Weg, auf dem der T-Zell-Rezeptor ein Fremdantigen in Verbindung mit einem MHC-Molekül „erkennen" kann; in diesem Beispiel handelt es sich um einen Lymphozyten der T-Helfer-Klasse. Unsere Kenntnisse über diese Interaktionen sind noch sehr lückenhaft, doch sollten jetzt, nachdem die Struktur des T-Zell-Rezeptors endlich entschlüsselt werden konnte, weitere Erkenntnisfortschritte rasch folgen.

Die Gene, die die verschiedenen Teile der Rezeptorproteine codieren, liegen nicht nebeneinander auf dem Chromosom, so daß unerwünschte DNA- (und nachfolgend RNA-) Segmente exzidiert werden müssen, um die gewünschte genetische Information für den T-Zell-Rezeptor zusammenzubringen. Dieser Vorgang wird als Gen-Umgruppierung bezeichnet und tritt nur in T- (bzw. B-)Lymphozyten auf, in allen anderen Zellen bleiben die Gene in ihrer ursprünglichen Lage. Hat ein individueller T-Lymphozyt erst einmal diese Gen-Umgruppierung durchlaufen, ist er an die Produktion eines einzigen und unverwechselbaren T-Zell-Rezeptors gebunden und bildet damit eine ebenso einzigartige Antigen-Erkennungseinheit. Ein ähnlicher Vorgang läuft hinsichtlich der Immunglobulingene in B-Lymphozyten ab (s. Abb. 15). Diese und die nachfolgende Abbildung zeigen die Anteile von Genen und Proteinen, von denen man annimmt, daß sie sich aus der primitiven V-Region entwickelt haben, schattiert (obwohl sie nicht alle den gleichen Variationsgrad aufweisen).

Ti. Abkürzung für den T-Zell-Rezeptor, der aus einer α- (MW 50 000) und einer β-Kette (MW 45 000) besteht. Jede dieser Ketten setzt sich aus einer äußeren variablen und einer inneren konstanten Domäne sowie kurzen Regionen innerhalb der Zellmembran und des Cytoplasmas zusammen. Die „dritte" (γ-) Kette wird gewöhnlich nicht exprimiert, manchmal erscheint sie, wenn eine Thymusfunktionsstörung vorliegt; bei Tieren mit einem Immundefekt könnte diese Kette vielleicht einen alternativen Rezeptor darstellen.

T3. Ein aus drei Ketten (chains) bestehender Komplex – γ (MW 25 000), δ (MW 20 000) und ε (MW 20 000) –, der zu den Grundbausteinen jeglicher T-Zell-Funktion zählt. Dieser Komplex kann sich mit den α- und β-Ketten so zusammenlagern, daß ein „Ionenkanal" entsteht für den Calcium-(Ca^{2+}-) Einstrom in die Zelle – ein häufiges abschließendes Ereignis vieler Arten von Zellaktivierung.

T4 (auch als CD4 bekannt). Ein Molekül (MW 60 000) auf den Helfer-T-Lymphozyten (helper T cells) des Menschen, das aus einer einzigen Domäne besteht. Es könnte an der Interaktion mit Klasse-II-Antigenen des MHC beteiligt sein (wie in der Abb. gezeigt). Das T4-Äquivalent der Maus heißt L3T4. Man nimmt an, daß T4 der Rezeptor ist, über den das AIDS-Virus in die T-Lymphozyten eindringt.

T8 (CD8). Ein auf den meisten Suppressor- und zytotoxischen T-Lymphozyten zu findendes Molekül (MW 75 000). Beim Menschen besteht es aus zwei identischen Ketten, das T8-Äquivalent der Maus hat zwei unterschiedliche Ketten (Ly2/3). T8 könnte an der Interaktion mit Klasse-I-Antigenen des MHC beteiligt sein.

Thy-1. Dieses aus einer einzigen Domäne bestehende Molekül wird auf T-Lymphozyten der Maus und auch auf einigen Gehirnzellen exprimiert. Seine Funktion ist unbekannt, es gibt jedoch im Gehirn noch weitere Mitglieder der Immunglobulin-Superfamilie, denen im Rahmen der neuronalen Schaltkreise eine Rolle als Erkennungssystem zukommen könnte.

Gen-Umgruppierung (gene rearrangement). Die einzelnen Ti-Gene enthalten bis zu 100 V- und zahlreiche J-Gene für die Codierung einer einzigen Ti-Kette. Je ein V- und ein J-Gen müssen dabei mit dem richtigen C-Gen verbunden werden, was durch Exzision dazwischenliegender DNA- (und mRNA-)Sequenzen geschieht. Es resultiert ein Komplex nur aus V-D-J-C in der RNA zur Codierung der entsprechenden Polypeptidkette. Die Zahl aller möglichen Kombinationen von α- und β-Ketten liegt im Bereich 10^{10}. Im Unterschied dazu weisen die T4- und T8-Gene keine solche Vielfalt an möglichen Rezeptorvarianten auf, da bei ihnen keine Gen-Umgruppierung stattfindet (obwohl sie anscheinend auch von V abstammen).

Antigen. In der Abb. in Form eines kurzen Peptids gezeigt, das von einem MHC-Molekül in Zusammenarbeit mit dem T-Zell-Rezeptor „erkannt" wird. Ergibt dieser Erkennungsprozeß ein ausreichend starkes Signal, so durchläuft das T3-Molekül – mit Hilfe von T4-MHC-Interaktionen – bestimmte Veränderungen, die zu einem Anstieg des intrazellulären Calciums und wahrscheinlich auch noch anderen Ionenbewegungen führen. Dies **aktiviert** dann den T-Lymphozyten dazu, seine vorprogrammierten Funktionen auszuüben. Handelt es sich dabei um einen zytotoxischen T-Lymphozyten, übernimmt das T8-Molekül die Funktion von T4, indem es mit MHC-Klasse-I-Molekülen auf der abzutötenden Zelle interagiert.

LK. Lymphokine, Hauptsekretionsprodukte von T-Lymphozyten, die viele Zellen, wie z. B. B-Lymphozyten, Makrophagen, Eosinophile usw. beeinflussen (s. Abb. 19). Es ist noch unbekannt, auf welche Weise genau ein bestimmtes Aktivierungssignal die Sezernierung bestimmter Lymphokine hervorruft.

15 Antikörpervielfalt und Antikörpersynthese

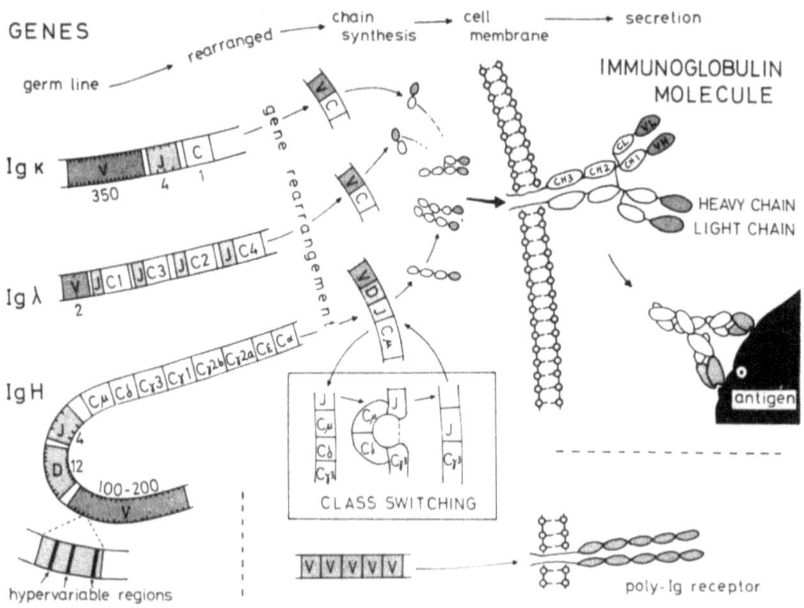

Im Gegensatz zum MHC und dem T-Zell-Rezeptor sind Antikörper oder **Immunglobuline** (Ig) seit etwa 100 Jahren und ihre Grundstruktur seit fast 30 Jahren bekannt. Sie gehören zu den am meisten untersuchten und am besten verstandenen Molekülen in der Biologie.

Die Grundstruktur von MHC-Molekülen und T-Zell-Rezeptor, zwei aus multiplen Domänen zusammengesetzte Kettenstränge, findet man hier in leicht variierter Form wieder, denn ein Ig-Molekül besteht typischerweise aus vier Ketten – je einem Paar **schwerer (heavy)** und **leichter (light) Ketten (chains)** (die Abb. 16 zeigt Strukturdetails). Diese Ketten weisen zwei Hauptvariationsformen auf: die sog. **konstanten Regionen** der schweren Ketten enthalten die Variationen, die die Grundlage für die Einteilung der Ig-Moleküle in verschiedene Klassen und Unterklassen mit jeweils unterschiedlichen biologischen Funktionen sind, während in den sog. **variablen Regionen** (in der Abb. schattiert) eine erheblich größere Variationsbreite besteht für den Aufbau der Antigenbindungsstelle und damit die Antigen-Spezifität des Ig-Moleküls.

Der Immunglobulinsynthese in den B-Lymphozyten geht ebenfalls eine Gen-Umgruppierung auf DNA- und mRNA-Ebene voraus. Von den Ig-Molekülen verbleiben einige auf der Zelloberfläche als Rezeptoren, andere werden als Antikörper ins Blut sezerniert.

Ig. Immunglobulin; Bezeichnung für alle Globuline mit Antikörperaktivität, hat den alten Ausdruck „Gammaglobulin" ersetzt, da nicht alle Antikörper elektrophoretisch in der Gammafraktion wandern.

Igκ, Igλ, IgH. Drei Genloci auf verschiedenen Chromosomen, die die leichte (κ, λ) und die schwere (H) Kette des Ig-Moleküls codieren. Ein typisches Ig-Molekül besteht aus zwei H- und zwei L-Ketten, wobei letztere entweder beide κ oder beide λ sind.

Abstammungsreihe (germ line). Kennzeichnet diejenigen Gene in Eizelle und Spermium, von denen die nachfolgenden Generationen abstammen und die als bis zu den frühesten Lebensformen zurückreichender kontinuierlicher Stammbaum aufgefaßt werden können. In diesen Genen auftretende Mutationen und andere genetische Veränderungen werden an die nachfolgenden Generationen weitervererbt. Die in allen anderen Körperzellen auftretenden genetischen Veränderungen sind „somatischer" Natur und betreffen nur das jeweilige Individuum, mit dessen Tod sie ebenfalls verlorengehen. Dazu gehören auch die Veränderungen in der DNA von B-Lymphozyten, die zur Bildung des Ig-Moleküls führen. Wahrscheinlich sind die Antikörper-„germ line"-Gene als unentbehrlich selektioniert worden. Tatsächlich hat man von vielen dieser Gene nachweisen können, daß sie Antikörper gegen häufige Bakterien codieren, was erneut bestätigt, daß bakterielle Infektionen wahrscheinlich der Hauptstimulus für die Evolution von Antikörpern gewesen sind.

V. Gene der variablen Region. Ihre Zahl reicht von zwei (Maus-λ-Kette) bis zu etwa 350 (Maus-κ-Kette). Die größte Variationsbreite findet man in den drei kurzen **„hypervariablen"** Regionen, welche die Aminosäuren für die Antigenbindungsstelle codieren.

C. Gene der konstanten Region. Diese Gene codieren nur eine Domäne für die leichten Ketten, für die schweren Ketten drei oder vier Domänen (CH 1, 2, 3 und ggfs. 4). Die Klasse und Unterklasse eines Ig-Moleküls (IgM, IgG usw.) hängt davon ab, welche der 8 (Maus) bzw. 9 (Mensch) C-Gene bei der Synthese verwendet werden (s. Abb. 16).

J. Gene der Verbindungsregion (joining region genes), die das kurze J-Segment codieren. Bei den κ- und H-Ketten liegen die verschiedenen J-Gene zusammen, bei den λ-Ketten hat jedes C-Gen sein eigenes J-Gen. Bei einfachen Vertebraten werden diese V-J-C-Segmente mehrfach wiederholt, was die Zahl der Kombinationsmöglichkeiten erheblich beschränkt.

D. Nur bei IgH anzutreffende Gene, die der Antigenbindungsstelle hier zusätzliche Variationsmöglichkeiten verleihen.

Gen-Umgruppierung (gene rearrangement) läuft bei den Ig-Genen von B-Lymphozyten in ähnlicher Weise ab wie bei den Ti-Genen der T-Lymphozyten. Zuerst werden die sog. „Introns" exzidiert (zwischen den V- und J- sowie ggfs. D-Genen liegende DNA-Segmente), und zwar so, daß dabei ein bestimmtes V- mit einem ganz bestimmten J-Gen zusammengebracht wird. Nach der Transkription wird das zwischen dem V(D)J-Segment und der C-Region liegende Stück exzidiert, was schließlich zu einer mRNA führt, die eine vollständige V(D)JC-Kette codieren kann.

Umschaltung von einer Antikörperklasse auf eine andere **(class switching)** kann innerhalb eines individuellen B-Lymphozyten dann stattfinden, wenn weitere DNA-Exzisionen es dem VDJ-Segment ermöglichen, sich an ein anderes C-Gen anzulagern. Dies führt zu der Produktion von Antikörpern mit der gleichen Antigenspezifität, jedoch einer anderen konstanten Region (d. h. einer anderen Antikörperklasse) (s. Abb. 16).

Poly-Ig-Rezeptor. Ein Rezeptor auf sekretorischen Epithelzellen. Er ermöglicht den Transport von Ig in Sekrete wie Mucus, Milch und Gallenflüssigkeit. Neuerdings hat man herausgefunden, daß dieses Molekül aus V-ähnlichen Domänen besteht, was noch einmal die große Vielzahl von Funktionen innerhalb der Ig-Superfamilie unterstreicht.

Herkunft der Antikörpervielfalt (origins of diversity). Vier Antikörpereigenschaften tragen zu der enormen Anzahl möglicher Antigenbindungsstellen (und damit Antikörperspezifitäten) bei:

1. Gen-Umgruppierung: nach einem „Baukastensystem" können jeweils alle V-, D- und J-Gene miteinander verbunden werden;
2. eine schwere Kette kann sich entweder mit einer leichten Kette vom κ-Typ oder vom λ-Typ paaren;
3. die Vereinigung von V-D und V-J findet nicht immer an der gleichen Stelle statt;
4. in den V-Genen eines einzelnen B-Lymphozyten kann es gelegentlich zu Mutationen kommen (was man in diesem Falle als somatische Mutation bezeichnet) – die daraus resultierende geringfügige Veränderung der Antigenbildungsstelle kann sich manchmal als Selektionsvorteil erweisen.

Aufgrund all dieser Variationsmöglichkeiten ist es schwierig, den Umfang des Ig-Repertoirs zahlenmäßig festzulegen, doch überschreitet es wahrscheinlich 10^8 verschiedene Antigenbindungsmöglichkeiten. Es sei daran erinnert, daß die Mannigfaltigkeit der Variationsmöglichkeiten innerhalb des MHC auf ganz andere Weise erzeugt wird, da hier jedes Individuum jeweils nur über ein oder zwei der verschiedenen Allele eines Gens verfügt. Dies führt dazu, daß sich die Mitglieder einer Spezies in ihren MHC-Molekülen weit stärker voneinander unterscheiden als hinsichtlich ihrer Ig-Moleküle und T-Zell-Rezeptoren, von denen sie jeweils eine ziemlich vollständige Kollektion mit nur geringfügigen, vererbten Unterschieden besitzen.

16 Struktur und Funktion der Antikörper

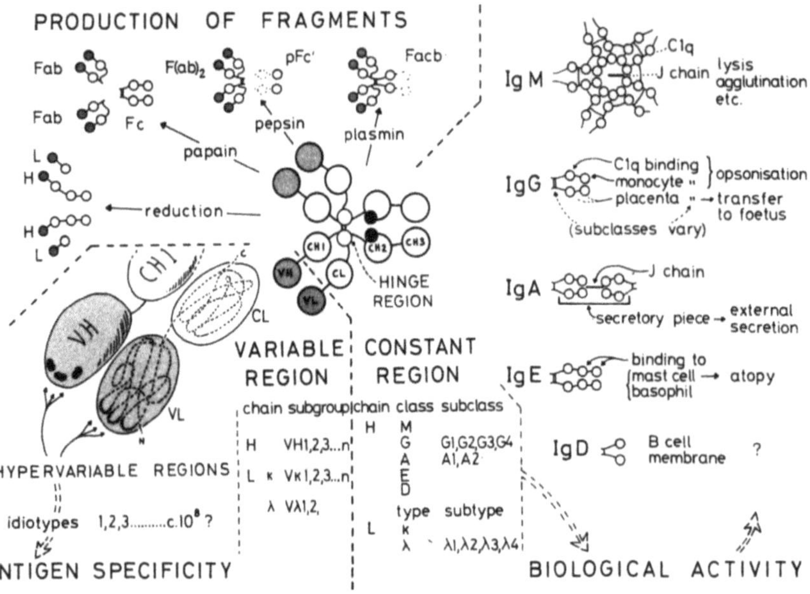

Wenn man bedenkt, daß es sich bei den Antikörpern im Serum um eine Mischung aus möglicherweise 100 Millionen leicht unterschiedlicher Molekülarten handelt, dann kann man sich vorstellen, welche Leistung die Entschlüsselung ihrer Struktur war. Frühe Arbeiten in dieser Richtung stützten sich auf die chemische Spaltung des Antikörpermoleküls in mehrere Fragmente (links oben); weitere Strukturdetails ergaben sich aus röntgenkristallographischen Untersuchungen und Bestimmung der Aminosäuresequenz. Diese Untersuchungen erfordern vollständig homogene (monoklonale) Antikörper und konnten ursprünglich nur an von malignen B-Lymphozyten produzierten Myelomproteinen durchgeführt werden. Heutzutage werden monoklonale Antikörper mit der Hybridommethodik hergestellt (s. Abb. 9).

Ein typisches Antikörpermolekül (IgG, Bildmitte) besteht aus zwölf Domänen, die in zwei schweren und zwei leichten Ketten (H und L) angeordnet sind und durch Cysteinresidualgruppen und Disulphidbrücken verknüpft sind, so daß die Domänen paarweise zusammenliegen und das Molekül insgesamt die Form eines flexiblen **Y** bekommt. In jeder Kette ist jeweils die N-terminale Domäne die **variabelste**, während der Rest relativ **konstant** ist. Innerhalb der variablen (V) Region findet sich der höchste Grad an Variabilität der Aminosäuresequenz in den sechs sogenannten **hypervariablen** Regionen (drei pro Kette), die gemeinsam die **Antigenbindungsstelle** bilden (links unten). Die konstanten (C) Regionen variieren hauptsächlich dort, wo sie mit Komplement oder verschiedenen Zelloberflächenrezeptoren interagieren. Die rechte Bildhälfte zeigt die fünf Hauptvariationen der C-Region, die Antikörperklassen M, G, A, E und D. Die Grundstruktur (MW ungefähr 160 000) des Antikörpermoleküls kann auch als Dimer (IgA, MW 400 000) oder Pentamer (IgM, MW 900 000; s. rechte Bildhälfte) auftreten.

Zwischen den einzelnen Spezies gibt es vor allem im Bereich der schweren Ketten Unterschiede (die H-Ketten sind entwicklungsgeschichtlich vergleichsweise jung). Die abgebildeten Beispiele zeigen menschliche Antikörper. Besondere Aufmerksamkeit gilt in letzter Zeit den Carbohydratseitengruppen (hier in schwarz), die bis zu 12% des gesamten Moleküls ausmachen dürften. Man nimmt an, daß sie hauptsächlich für die Sekretion des Antikörpermoleküls von Bedeutung sind. Bei bestimmten Krankheiten zeigen sie Anomalien.

Hinweis. Die Abb. zeigt ein stilisiertes IgG-Molekül mit seinen zwölf Domänen. Tatsächlich ähnelt seine dreidimensionale Struktur eher der des Moleküls in Abb. 15, das dort an ein Antigen gebunden abgebildet ist (rechts außen).

Fragmente (fragments). Durch chemische Behandlung erzeugt:
H, L: schwere und leichte Ketten, die sich unter Reduktionsverhältnissen leicht voneinander trennen, da sie nur durch Disulphidbrücken verbunden sind.
Fab: Antigenbindungsfragment (Papain-Behandlung)
Fc: kristallisierbar (crystallisable), da relativ homogenes Fragment (Papain-Behandlung).
F(ab): zwei durch Disulphidbrücken verbundene Fab-Fragmente (Pepsin-Behandlung).
pFc: aus CH3-Domänen bestehendes Dimer (Pepsin-Behandlung).
Facb: ein Ig-Molekül ohne CH3-Domänen (Plasmin-Behandlung).

Ketten (chains). Die schwere und die zwei leichten (κ, λ) Ketten werden durch Gene auf verschiedenen Chromosomen codiert. Dennoch legen Sequenzhomologien zwischen diesen Ketten den Schluß nahe, daß alle Ig-Domänen von einem gemeinsamen Vorläufermolekül von etwa 110 Aminosäuren Länge abstammen (s. Abb. 12).

Klassen (classes). Die fünf Hauptklassen der schweren Ketten = M, G, A, E und D – beruhen auf physikalischen, antigenen und funktionellen Variationen im Bereich der konstanten Region (constant region). Hierbei handelt es sich um recht unterschiedliche Moleküle, die man alle bei den meisten höheren Tierarten vorfindet.

IgM ist gewöhnlich die im Rahmen einer Immunantwort zuerst auftretende Antikörperklasse (sie scheint auch entwicklungsgeschichtlich die Älteste zu sein; vgl. Abb. 3). Aufgrund seiner pentameren Struktur hat IgM bis zu zehn Antigenbindungsstellen, weswegen es Mikroorganismen außerordentlich wirkungsvoll binden und agglutinieren kann.

IgG. Entwicklungsgeschichtlich jüngeres Molekül. Von besonderer Bedeutung ist die Fähigkeit seines Fc-Anteils, sich mit hoher Bindungsavidität (s. Abb. 18) an C1q (s. Abb. 5) und Rezeptoren auf Phagozyten (Abb. 8) anzulagern. IgG gelangt auch in den Extravasalraum und (über die Plazenta) in den Foetus. Bei den meisten Tierarten sind von IgG noch weitere Unterklassen vorhanden (s. unten).

IgA. Ist der wichtigste Antikörper in Sekreten wie Tränen und Schweiß etc., ebenso in der Lunge, im Darm, im Urin usw., in denen es dank seines sekretorischen Anteils (s. unten) der Verdauung durch Enzyme entgeht. Seine Hauptfunktion liegt darin, das Eindringen von Mikroorganismen über diese externen Oberflächen in die entsprechenden Gewebe zu verhindern.

IgE. Ein Molekül, dessen wichtigste Eigenschaft ist, sich an Mastzellen zu binden und ihre Degranulierung auszulösen. Abb. 30 bespricht die sich daraus ergebenden erwünschten und unerwünschten Folgeerscheinungen.

IgD. Scheint nur an der Oberfläche von B-Lymphozyten funktionelle Aktivität zu entfalten, wo diesen Molekülen eine regulatorische Rolle zukommen könnte. Das IgD-Molekül der Maus hat ungewöhnlicherweise zwei statt drei konstante Regionen in seiner schweren Kette.

Unterklassen, -typen, -gruppen (subclasses, subtypes, subgroups). Aufgrund kleinerer Variationen in ihren jeweiligen konstanten Regionen lassen sich die genannten Antikörperklassen noch in Unterklassen unterteilen, die man bei allen Mitgliedern einer bestimmten Spezies antreffen kann. Die IgG-Unterklassen weisen dabei in der Regel die meisten unterschiedlichen Spielarten auf. Varianten im Bereich der C-Region der leichten Ketten werden manchmal als „Untertypen" bezeichnet, bzw. solche im Bereich der V-Regionen als „Untergruppen". Die jeweils bei allen Individuen einer gegebenen Spezies anzutreffenden Varianten werden als „isotypisch" bezeichnet.

Allotypen (allotypes). Im Unterschied dazu lassen sich anhand der „allotypischen" Varianten (hier nicht gezeigt) die Ig-Moleküle von verschiedenen Gruppen von Individuen innerhalb einer Spezies unterscheiden (vgl. Blutgruppen). Sie sind genetisch determiniert oder vielleicht reguliert und treten hauptsächlich in den C-Regionen auf, ohne daß bisher eine biologische Funktion für diese Allotypen entdeckt worden wäre. Im Unterschied zu den Blutgruppen werden Allotypen ausschließlich auf einzelnen B-Lymphozyten exprimiert. Dieser Vorgang wird als „allelic exclusion" bezeichnet. An ihm zeigt sich, daß nur jeweils einer der beiden Chromosomensätze der Zelle für die Antikörperproduktion aktiviert wird – und zwar vermutlich der Chromosomensatz, der als erster eine erfolgreiche Umgruppierung seiner Ig-Gene durchläuft.

Hypervariable Regionen (hypervariable regions). Drei Stellen in den jeweiligen variablen Regionen von leichten und schweren Ketten, die in der Amimosäuresequenz etwa gleichweit voneinander entfernt sind (s. Abb. links unten), jedoch durch Kettenfaltung etwa in der Form eines β dicht nebeneinandergelegt werden und auf diese Weise die Antigenbindungsstelle bilden. Der enorme Variationsgrad der diese Regionen codierenden DNA ist die Ursache für die riesige Gesamtzahl von Kombinationsmöglichkeiten.

Idiotypen (idiotypes). In vielen Fällen können Antikörper mit unterschiedlichen Antigenbindungsstellen ihrerseits von gegen sie gerichteten Antikörpern „erkannt" und gebunden werden. Letztere nennt man „antiidiotypische" Antikörper. Die zugehörigen Idiotypen werden durch eine Region des Ig-Moleküls gebildet, die die eigentliche Antigenbindungsstelle, aber darüber hinaus noch weitere Aminosäuresequenzen umfaßt. Man nimmt an, daß antiidiotypische Antikörper unter physiologischen Bedingungen auftreten und möglicherweise eine Rolle im Rahmen der Immunregulation spielen (s. Abb. 20).

Gelenkregion (hinge region) Die wiederholten Prolin-Residualgruppen in diesem Teil des Antikörpermoleküls sorgen sowohl für die Flexibilität als auch für die Abbaubarkeit des Moleküls durch proteolytische Enzyme. Bei IgM ist diese Region so groß wie eine normale Domäne und trägt deshalb die Bezeichnung CH2, die anderen zwei konstanten Regionen heißen infolgedessen CH3 und CH4. Das gleiche gilt für IgE.

J-Kette (J chain). Ist ein bei der Polymerisierung von IgA und IgM behilfliches Glykopeptidmolekül.

Sekretionssegment (secretory piece). Dieses von Epithelzellen produzierte und dem IgA-Dimer hinzugefügte Polypeptid ermöglicht den Transport von IgA durch das Epithel sowie seine Sezernierung in Darm, Tränen, Milch usw.

C1q. Die erste Komponente des klassischen Wegs der Komplementaktivierung, ein hexavalentes Glykoprotein, das durch Bindung an CH2-Domänen von IgM und mancher Unterklassen von IgG (beim Menschen IgG1 und IgG3) aktiviert wird.

17 Die Antikörperantwort

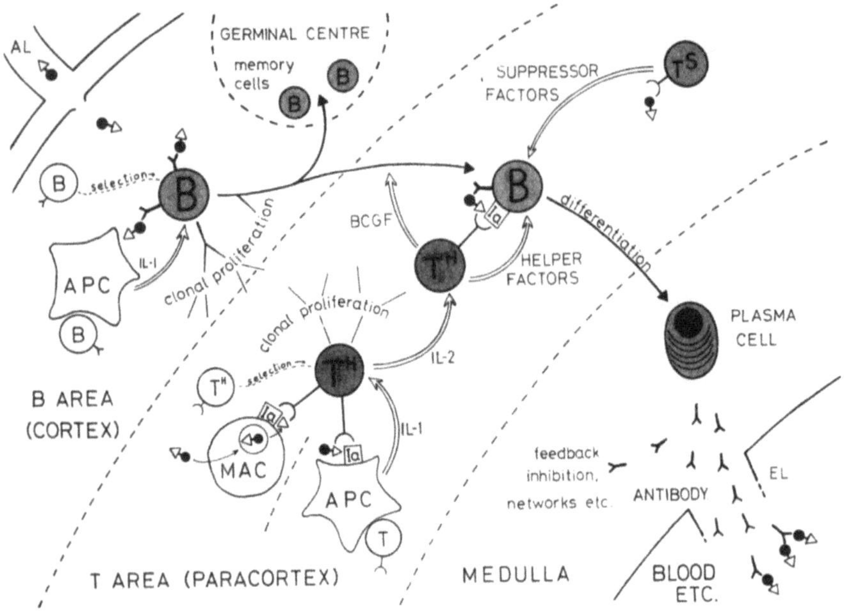

Tiere, die ohne jeden Kontakt mit Fremdantigenen geboren werden und aufwachsen, haben fast keine Immunglobuline im Serum. Sobald sie jedoch der natürlichen Umwelt mit ihrem Gehalt an Bakterien etc. ausgesetzt werden, steigt ihr Ig-Serumspiegel auf Normalwerte von etwa 10–20 mg (oder umgerechnet ca. 60000000000000000 Moleküle) pro ml an. Dies verdeutlicht, daß Immunglobuline nur aufgrund der Stimulation durch Fremdantigene produziert werden, was als die **Antikörperantwort** bezeichnet wird.

Die Abbildung zeigt diesen Prozeß am Querschnitt durch einen stilisierten Lymphknoten, wobei aus den Geweben kommendes Antigen (links oben) schließlich zur Sezernierung von Antikörpern ins Blut führt (rechts unten). Das Antigen ist als eine Kombination von zwei Komponenten dargestellt. Sie repräsentieren einerseits die eigentliche antigene Determinante, die von den B-Lymphozyten erkannt wird und schließlich zu einer Antikörperantwort führt (schwarze Kreise), sowie andererseits weitere Determinanten, die für den Kontakt mit T-Zellen und die Auslösung einer maximalen B-Zell-Antwort erforderlich sind (weiße Dreiecke). Erstere wird als **„Hapten"**, letztere werden als **„Carrier"** bezeichnet. Tatsächlich haben Viren, Bakterien etc. jeweils viele verschiedene Hapten- und Carrierdeterminanten, wohingegen kleine Moleküle wie z. B. Toxine auch lediglich als Haptene fungieren können. Doch selbst kleine, umschriebene Antigendeterminanten sind gewöhnlich in der Lage, eine heterogene Population von B-Zellen zu stimulieren, deren jede Antikörper von leicht unterschiedlicher Spezifität und Affinität (s. Abb. 18) produziert.

Die wichtigsten Stadien der Antikörperantwort sind die **Präsentation** des Antigens, die **Selektion** der entsprechenden individuellen T- und B-Lymphozyten (schattiert), die zur Bildung eines **Klons** führende **Proliferation** dieser Zellen und die **Differenzierung** in einen reifen **Funktionszustand** (Plasmazelle). In allen Stadien der Antikörperantwort stehen die zumeist durch lösliche Moleküle vermittelten **Interaktionen** zwischen Zellen im Vordergrund (weiße Pfeile). Hinzu kommt eine Reihe regulatorischer Einflüsse, deren jeweilige Bedeutung jedoch noch nicht klar ist. Die meisten dieser Zellinteraktionen finden in den Lymphknoten oder in der Milz statt. Es können jedoch überall dort Antikörper gebildet werden, wo lymphatisches Gewebe vorhanden ist.

Bei erneutem Kontakt mit dem gleichen Antigen ist in der Regel die durchschnittliche Antikörperaffinität und die Zahl der T- und B-Zellvorläufer sowie die Bandbreite der produzierten Ig-Klassen größer. Diese **sekundäre** Antwort erfogt daher schneller und effektiver. Das betreffende Individuum zeigt ein **immunologisches Gedächtnis** gegenüber diesem Antigen, worauf auch z. B. die meisten Impfstoffe abzielen.

AL. Afferente Lymphgefäße, über die dem Lymphknoten Antigene zugeführt werden (s. Abb. 11).

Antigen-präsentierende Zelle (APC). Normalerweise können Antigene erst dann eine Immunantwort durch Lymphozyten auslösen, wenn sie diesen auf der Oberfläche von spezialisierten Zellen „präsentiert" werden. Diese Funktion wird von verschiedenen dendritischen Zellen der lymphatischen Gewebe, den Langerhans-Zellen der Haut etc. (s. Abb. 7) ausgeübt. Dazu gehört die Freisetzung von IL-1 (s. unten) sowie im Falle der T-Lymphozyten die Anwesenheit von Klasse-II-MHC-Molekülen auf der APC („Ia" in der Abb.).

MAC. Auch Makrophagen können den T-Lymphozyten und wahrscheinlich ebenfalls den B-Lymphozyten Antigene präsentieren. Als Phagozyten können sie diese Antigene zunächst partiell abbauen, was insbesondere bei größeren Antigenen von Bedeutung sein kann. Neuerdings weiß man, daß auch B-Lymphozyten selbst Antigene präsentieren können.

Selektion (selection). Nur jeweils eine kleine Minderheit von Lymphozyten erkennt und bindet ein bestimmtes Antigen. Das betreffende Antigen „selektiert" also diese Lymphozyten. Bei den B-Lymphozyten ist das Oberflächen-Ig-Molekül der für die Bindung verantwortliche Rezeptor, bei den T-Lymphozyten ist es der Ti-Komplex, der sowohl Antigen als auch Ia erkennt (s. Abb. 14).

Klonale Proliferation (clonal proliferation). Die selektierten Lymphozyten teilen sich mehrmals und bilden so einen „Klon" identischer Zellen. Der wichtigste Stimulus hierfür ist ein lösliches Produkt der antigen-präsentierenden Zellen, Interleukin 1 **(IL-1)**. Vermutlich ist für die Proliferation von B-Lymphozyten ein zusätzlicher, von T-Zellen abgesonderter Wachstumsfaktor **(BCGF)** erforderlich. Ein anderer löslicher, von T-Lymphozyten selbst produzierter Faktor **(IL-2)** führt zu einer erheblichen Steigerung der T-Lymphozytenproliferation (s. auch Abb. 19).

Differenzierung (differentiation). Die proliferierten B-Lymphozyten werden durch sog. **„Helferfaktoren" (helper factors)** stimulierbar, die von Helfer-T-Lymphozyten produziert werden. Dazu gehören sowohl antigenspezifische als auch -unspezifische Moleküle, deren genaue Struktur noch nicht entschlüsselt ist. Diese Helferfaktoren stimulieren die B-Lymphozyten, sich auf die massive Produktion von Antikörpern zu spezialisieren. Bestimmte große Antigene mit repetitiven Sequenzen können dies allerdings auch ohne die Hilfe von T-Lymphozyten bewirken und werden daher als „T-Zell-unabhängig" bezeichnet; meistens handelt es sich dabei um bakterielle Polysaccharide. In der Regel stimulieren sie nur die Produktion von IgM, was wahrscheinlich eine primitivere Form der Immunantwort darstellt.

Plasmazelle (plasma cell). Zur Herstellung und Sezernierung von Antikörpern werden endoplasmatisches Retikulum und Ribosomen stark entwickelt, was die Basophilie und den exzentrisch gelegenen Kern des spezialisierten B-Lymphozyten erklärt. Plasmazellen können bis zu 2000 Antikörpermoleküle pro Sekunde sezernieren, haben allerdings nur eine Lebensdauer von wenigen Tagen.

EL. Efferentes Lymphgefäß, durch welches die in der Medulla gebildeten Antikörper die Lymphe und schließlich das Blut erreichen, um dann in alle Körperregionen geschwemmt zu werden.

Gedächtniszellen (memory cells). Manche B-Lymphozyten persistieren als Gedächtniszellen, anstatt sich zu antikörperproduzierenden Plasmazellen zu differenzieren. Die gesteigerte Zahl und Reaktivität dieser Gedächtniszellen ist die Grundlage der bedeutend effektiveren sekundären Immunantwort bei einem Zweitkontakt mit dem dazugehörigen Antigen (diese Immunantwort nimmt ihren Ausgang von einer größeren Zahl antigenspezifischer B- und Helfer-T-Lymphozyten). Gedächtnis-B-Lymphozyten unterscheiden sich leicht von ihren Vorstufen (mehr Oberflächen-Ig, höhere Rezirkulationswahrscheinlichkeit im Blut), behalten jedoch die gleiche Antigen-Spezifität. Die Erzeugung von Gedächtniszellen scheint in den **Sekundärfollikeln** der Lymphknoten **(germinal centres)** stattzufinden und die Anwesenheit von Komplement zu erfordern. Irgendwie spielen auch T-Lymphozyten dabei eine Rolle, da T-Zell-unabhängige Immunantworten in der Regel nicht zur Erzeugung von immunologischem Gedächtnis führen. Auch Helfer-T-Lymphozyten können sich zu Gedächtniszellen entwickeln, doch ist unbekannt, wo genau das stattfinden könnte.

TS. Im Rahmen der meisten Immunantworten kommt es auch zur Stimulation von Suppressor-T-Lymphozyten, insbesondere dann, wenn das betreffende Antigen nicht von APC präsentiert wird. TS können unterschiedliche Spezifität aufweisen: für Haptene (wie in der Abb.), für Carrier-Determinanten (in diesem Falle hemmen sie Helfer-T-Lymphozyten) oder für die idiotypischen B- bzw. T-Rezeptoren; sie können aber auch unspezifisch sein und supprimieren dann sämtliche Immunantworten in ihrer direkten Umgebung. Wahrscheinlich sind es lösliche Faktoren, die eine solche immunologische Suppression (und auch „Hilfe") vermitteln. Dieses ganze Themengebiet wird gegenwärtig noch sehr kontrovers diskutiert (s. Abb. 21).

Negative Rückkopplung (feedback inhibition). Antikörper selbst, vor allem IgG, können ihre eigene Produktion hemmen, teils durch die Eliminierung von Antigen, teils aber möglicherweise auch durch die Stimulierung von Suppressor-Lymphozyten.

Idiotypen-Antiidiotypen-System (networks). Jerne hat die Hypothese aufgestellt und dann belegt, daß Antikörperidiotypen (d. h. mit der Spezifität des Antikörpers zusammenhängende Anteile des Ig-Moleküls) ihrerseits selbst als Antigene fungieren können. Es kommt dann zur Antikörperbildung gegen diejenigen Zellen, die solche Idiotypen tragen, so daß sich auf diese Weise die Immunantwort selber zunehmend abschwächt. Dies führt zu dem faszinierenden Konzept eines Netzwerkes aus Antiidiotypen-Rezeptoren, die sämtlichen Antigenen entsprechen, auf die ein Tier reagieren kann – also eine Art von „internem Abbild" der Antigen-Umwelt des Tieres abgeben (s. Abb. 20). Die tatsächliche Rolle eines solchen Netzwerks bei der Regulation einer gewöhnlichen Antikörperantwort ist allerdings noch nicht klar, ebensowenig wie die Rolle der Suppressor-T-Lymphozyten. Faktisch stellt wohl die Entfernung des Antigens selbst das wichtigste Einzelelement in der Regulation der Antikörperantwort dar.

18 Antigen-Antikörper-Interaktionen und Immunkomplexe

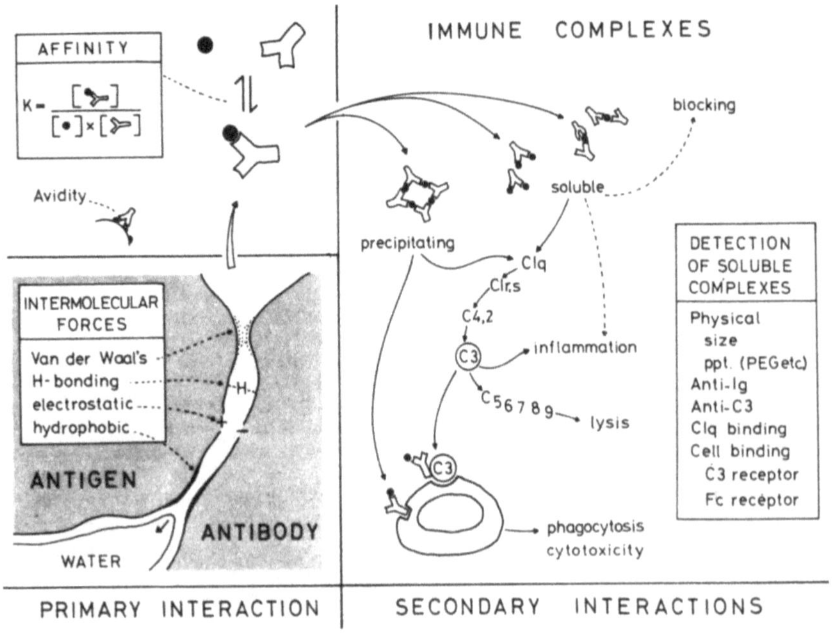

Ein Antigen regt per definitionem die Produktion von Antikörpern an, welche ihrerseits wiederum mit dem Antigen eine Bindung eingehen. Beide Vorgänge beruhen darauf, daß sich **zwei Formen zueinander komplementär** verhalten (oder zueinander „passen") – und zwar ein kleiner Teil des Antigens (die **antigene Determinante**) und die **Bindungsstelle** des Antikörpers, eine größtenteils von den hypervariablen Regionen der schweren und leichten Ketten gebildete Spalte (s. Abb. 16). Je enger sich Bindungsstelle und antigene Determinante ineinanderfügen, desto stärker sind die nonkovalenten Bindungskräfte zwischen ihnen (hydrophobe, elektrostatische etc.; links unten) und desto größer ist die **Affinität** zwischen beiden Komponenten (links oben). Können beide Bindungsstellen des Antikörpers mit dem gleichen Antigen (z. B. auf einer Zelle) eine Bindung eingehen, führt dies zu einer erheblich gesteigerten Bindungsfestigkeit, die als „Avidität" (avidus = begierig) bezeichnet wird.

Unter der **Spezifität** eines gegebenen Antikörpers versteht man seine Fähigkeit, mit einer ganz bestimmten antigenen Determinante eine vorzugsweise Bindung einzugehen. Das auf den V-Genen gespeicherte Antikörperrepertoire eines Tieres wird sichtbar an der Zahl unterschiedlicher molekularer Strukturen, für die ein spezifisches, komplementäres Antikörpermolekül produziert werden kann – diese Zahl geht in die Millionen.

Was im einzelnen passiert, wenn sich Antigene und Antikörper verbinden, hängt von den jeweiligen Umständen ab. In manchen Fällen sind Antikörper alleine ausreichend, um ein Antigen zu neutralisieren, wie z. B. bei solchen Toxinen oder Mikroorganismen, die sich an einen Membranrezeptor binden müssen, um in die Zelle zu gelangen. Die Antikörper können diese Anlagerung häufig blockieren.

In der Regel jedoch ist der Kontakt des Antikörpermoleküls mit einem sekundären Effektor, wie z. B. Komplement oder Phagozyten, erforderlich, um das Antigen beseitigen zu können. Die besondere Bedeutung der Kooperation mit einem sekundären Effektor zeigt sich daran, daß Mangel an Komplement oder an Zellen der myeloischen Reihe fast so schwerwiegend sein kann wie ein Mangel an Antikörpern selbst (s. Abb. 36).

Die Verbindung von Antigen und Antikörper wird als **Immunkomplex** bezeichnet; ein solcher kann klein (löslich) oder groß (präzipitierend) sein, was von der Art des Antigens und seinem quantitativen Verhältnis zur vorhandenen Antikörpermenge abhängt (rechts oben). Für gewöhnlich werden die Immunkomplexe von Phagozyten aufgenommen, entweder über Zelloberflächenrezeptoren oder durch Interaktion des Fc-Anteils der Antikörper mit Komplement (unten Mitte und Abb. 8). Manchmal jedoch bleiben diese Komplexe im Kreislauf und können dann in den Organen zu Entzündungsschäden führen (s. Abb. 31) oder aber auch die nützliche Abwehr z. B. von Tumoren oder Parasiten beeinträchtigen. Es ist daher wichtig, solche Immunkomplexe zu entdecken und das zugehörige Antigen zu identifizieren, wofür zahlreiche Techniken zur Verfügung stehen.

Antigen-Antikörper-Interaktion (Antigen-Antibody Interaction)

Die Bindungsstelle des Antikörpers ist eine Spalte im Molekül von etwa 3×1×1 nm Ausmaß. Es gibt allerdings Hinweise darauf, daß sich Antigene auch an größere oder sogar von der eigentlichen Antigenbindungsstelle getrennte Teile der variablen Region anlagern können. Die Bindung beruht auf dem dreidimensionalen ‚Ineinanderpassen' von Antigen und Ig-Bindungsstelle, wodurch schwache Intermolekularkräfte (intermolecular forces) die normalen Abstoßungskräfte zwischen Molekülen überwinden können.

Van der Waal's-Kräfte führen zu einer Anziehung aller Moleküle über ihre Elektronenwolken, wirken jedoch nur bei extremer Nähe der betreffenden Moleküle zueinander.

Wasserstoffbrückenbindungen (hydrogen bonding). Eine weitere, schwache Bindungskraft, z. B. zwischen NH_2- und OH-Gruppen.

Elektrostatische (electrostatic) Anziehungskräfte zwischen Antikörper- und Antigenmolekülen mit einer entgegengesetzten Nettoladung sind manchmal recht stark.

Hydrophobe (hydrophobic) Regionen von Antigen und Antikörper neigen in einem wäßrigen Milieu zur gegenseitigen Anziehung und bilden wahrscheinlich die stärkste Bindungskraft zwischen Antigen und Antikörper.

Affinität (affinity). Wird für gewöhnlich als Assoziationskonstante unter Gleichgewichtsbedingungen ausgedrückt: ein Wert von 10^3 l/mol gilt als niedrig, während Antikörper mit hoher Affinität Werte von 10^{10} l/mol und mehr erreichen können – also eine um mehrere Größenordnungen stärkere Affinität als die meisten Substrat-Enzym-Interaktionen. Faktisch wird häufig die **Avidität (avidity)** gemessen, da Antikörper über (wenigstens) zwei Valenzen verfügen und daher für ein gegebenes Antikörperserum – sogar bei ausschließlichem Vorliegen monovalenter Antigene – nur eine durchschnittliche Affinität angegeben werden kann. Letztere nimmt zumeist nach Antigenstimulation im Verlaufe der Zeit zu, und zwar wahrscheinlich durch Zellselektion. Hochaffine Antikörper sind zwar in den meisten Fällen wirksamer, es persistieren jedoch auch Antikörper von niedriger Affinität, möglicherweise weil sie bestimmte Vorteile haben (Wiederverwendbarkeit, Resistenz gegenüber Toleranzentwicklung?).

Immunkomplexe (Immune Complexes)

Bei Antigen- oder Antikörperüberschuß sind in der Regel kleine, lösliche (soluble) Immunkomplexe vorherrschend. Bei einer in etwa gleichen Menge von Antigen und Antikörper hingegen bilden sich Immunpräzipitate, wahrscheinlich durch Bildung von Molekülgittern. Ist Komplement vorhanden (also in frischem Serum), können nur kleine Immunkomplexe gebildet werden; tatsächlich kann C3 sogar größere Immunkomplexe auflösen.

Blockade (blocking). Die Blockade von T-Lymphozyten sowie die Blockade der antikörpervermittelten Zytotoxizität durch Immunkomplexe bei Antigen- bzw. Antikörperüberschuß könnte teilweise für die mangelhafte Immunantwort gegenüber Tumoren oder Parasiten verantwortlich sein.

C1q. Die erste Komplementkomponente bindet sich an den Fc-Teil eines Antikörpers in einem Immunkomplex, möglicherweise unter dem Einfluß einer Konformationsveränderung des Ig-Moleküls. Einige Wissenschaftler sind allerdings der Meinung, daß schon die Besetzung beider Antigenbindungsstellen (d. h. bei IgG) hinreichend ist, um C1q zu binden. Der „klassische" Komplementaktivierungsweg schließt sich daran an.

Entzündung (inflammation). Abbauprodukte von C3 und C5 sind durch ihre Interaktion mit Mastzellen, neutrophilen Granulozyten usw. für den Gefäßschaden verantwortlich, der die sog. „Immunkomplexkrankheiten" auszeichnet (s. Abb. 31).

Lysis z. B. von Bakterien. Erfordert eine Aktivierung der vollständigen Komplementkaskade. Manchmal entfernt sich die C567-Einheit von der ursprünglichen Antikörperbindungsstelle, aktiviert C8 und C9 und führt so zur Lysis von „unschuldigen" Zellen (wie z. B. Erythrozyten), was man als „reaktive Lysis" bezeichnet.

Phagozytose (phagocytosis) durch Makrophagen, neutrophile und eosinophile Granulozyten usw. ist das übliche Schicksal großer Immunkomplexe. Im allgemeinen gilt, daß diejenigen Antikörperklassen und -unterklassen, die sich an Fc-Rezeptoren anlagern, gleichzeitig auch Komplement aktivieren, was sie zu wirkungsvollen Opsoninen macht. Dennoch sind Fc- und C3-Rezeptoren voneinander ziemlich verschieden, IgM z. B. lagert sich an Komplement viel besser an als an Zellen.

Zytotoxizität (cytotoxicity). Wenn ein an eine Zelle oder einen Mikroorganismus gebundener Antikörper mit Fc-Rezeptoren in Kontakt tritt, kann dies u. U. eher zur Abtötung als zur Phagozytose der Zelle führen. Makrophagen, Monozyten, Neutrophile, Eosinophile und die lymphozytenähnlichen „K"-Zellen (s. Abb. 9) gehören zu den Zellen, die über diese Fähigkeit verfügen. Es ist noch umstritten, welche Bedeutung dieser Art von „antikörpervermittelter Zytotoxizität" in vivo zukommt.

Nachweis von löslichen Immunkomplexen (detection of soluble complexes). Immunkomplexe sind eher größere Moleküle, die in der Kälte (‚Kryopräzipitation') und in Polyäthylenglykolgel (PEG) präzipitieren. Da sie Ig enthalten, reagieren die Immunkomplexe mit Anti-Ig-Antikörpern (z. B. Rheumafaktoren). Ihre Reaktion mit C1q findet bei einer Reihe sehr empfindlicher Versuche Verwendung; die Anwesenheit von C3 kann aus der Reaktion mit Anti-C3-Antikörpern (Immunconglutinin) und der Bindung an Zellen mit C3-Rezeptoren (wie z. B. der Raji-Zellinie) abgeleitet werden. Für gewöhnlich liefern diese Versuche übereinstimmende Ergebnisse, es gibt jedoch z. B. einige Immunkomplexe, die kein Komplement fixieren, aber durch PEG präzipitiert werden; manche Tests können auch durch die Anwesenheit von anderen größeren Molekülen kompliziert werden. Deshalb sind häufig mehrere parallele Versuche angezeigt.

19 Zellvermittelte Immunantworten

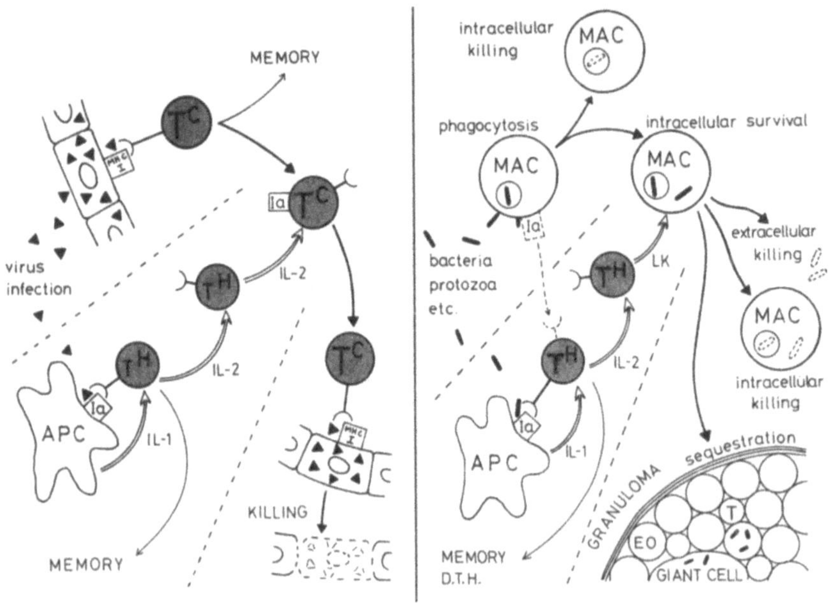

Antikörper sind keineswegs an der gesamten adaptativen Immunität beteiligt. Eine sehr wichtige Gruppe von Immunantworten wird durch T-Lymphozyten vermittelt und zeigt die Charakteristika der adaptativen Immunität (Spezifität und immunologisches Gedächtnis), ohne daß B-Lymphozyten beteiligt wären. Ursprünglich wurde diese Gruppe von Immunreaktionen im Zusammenhang mit ihrer Funktion in der Tuberkuloseabwehr entdeckt. Später wurde auch ihre Rolle im Rahmen der Kontaktsensibilisierung, der Immunität gegenüber Viren, der Transplantatabstoßung sowie der chronischen Entzündung und der Tumorabwehr erkannt. Die ganze Gruppe wird gewöhnlich unter der Rubrik **„zellvermittelte Immunität"** (CMI) zusammengefaßt, was ziemlich irreführend ist, denn diese Gruppe umfaßt zumindest zwei ganz verschiedene Immunantworten: die Erzeugung spezifischer **zytotoxischer T-Lymphozyten** gegen intrazelluläre Viren (linke Bildhälfte) und die Steigerung der Aktivität sog. **„unspezifischer"** Zellen wie Makrophagen durch T-Zellen. Makrophagen werden dadurch in der Regel zu einer energischeren Bekämpfung von intrazellulären Bakterien und anderen Parasiten angeregt (rechte Bildhälfte). Dieser letztere Reaktionstyp wird häufig auch als **Überempfindlichkeitsreaktion vom verzögerten Typ** (delayed hypersensitivity) bezeichnet, was noch mehr Verwirrung stiftet, weil damit nur ein bestimmter, zu ihrer Messung dienender Hauttest beschrieben ist.

Zwischen der ‚zellvermittelten Immunität' und der Antikörperantwort gibt es einige Gemeinsamkeiten. Dies betrifft insbesondere Interaktionen, an denen T-Helfer-Lymphozyten und antigenpräsentierende Zellen in Verbindung mit Produkten des MHC (vgl. Abb. 13, 14) beteiligt sind. Abb. 32 und 34 erläutern, auf welche Weise diese im Prinzip sehr nützlichen Immunantworten dadurch schädlichen Charakter annehmen können, daß sie zu Gewebsschädigung bzw. Transplantatabstoßung führen.

Wie die Antikörperantwort unterliegt auch die zellvermittelte Immunität der Regulation durch verschiedene Suppressorzellen und -faktoren (hier nicht gezeigt), deren normale Funktion vermutlich darin besteht, die schädigenden Nebenwirkungen der Immunantwort in Grenzen zu halten. Bei manchen Erkrankungen allerdings beeinträchtigen diese Suppressorsysteme auch die eigentliche Schutzfunktion des Immunsystems erheblich.

Viren (Viruses) können nicht lange außerhalb der Wirtszellen überleben, in denen sie sich vermehren, von denen aus sie sich verbreiten und die sie auch manchmal zerstören (s. a. Abb. 21).

MHC I. Klasse-I-MHC-Moleküle (A, B, C beim Menschen, KDL bei der Maus, s. Abb. 13) haben eine wichtige Funktion bei der ‚Erkennung' von viralen Antigenen durch den Rezeptor auf zytotoxischen T-Lymphozyten. Auch das T8-Molekül spielt hierbei eine Rolle (s. Abb. 14).

T^C. Zytotoxischer oder „Killer"-T-Lymphozyt, dessen Funktion auf die Entdeckung und Zerstörung von virusinfizierten Zellen beschränkt ist. Sein Rezeptor erkennt „eigen-"Klasse-I-MHC-Antigen in Verbindung mit „nicht-eigen-"Virusantigen, wobei der letztere Teil dieses Erkennungsprozesses hochspezifisch ist, d. h. für die verschiedenen Viren gibt es entsprechend unterschiedliche T-Lymphozyten, die selektiert werden und, ähnlich wie B-Lymphozyten, klonale Proliferation zeigen.

APC. Antigen-präsentierende Zelle, die virale Antigene im Zusammenhang mit Ia (= Klasse-II)-MHC-Antigenen präsentiert und dabei IL-1 sezerniert.

IL-1. Interleukin 1, ein von Makrophagen und APC produziertes Protein (MW 15000), das der eigentliche Stimulus ist für Helfer-T-Lymphozyten, welche ihrerseits dadurch zur Produktion von IL-2 angeregt werden und zu proliferieren beginnen. IL-1 war früher unter der Bezeichnung lymphocyte activating factor (LAF) bekannt.

T^H. Helfer-T-Lymphozyt, welcher der Helfer-T-Zelle im Rahmen der Antikörperantwort sehr ähnlich und evtl. sogar mit ihr identisch ist. Dieser Lymphozyt bewirkt, vor allem durch die Sekretion von IL-2, daß T^C proliferieren und sich zu reifen „Killer"-Zellen differenzieren.

IL-2. Interleukin 2, ein T-Lymphozytenprodukt (deswegen auch **Lymphokin** genannt, s. unten). Es handelt sich dabei um ein Glykoprotein (MW 30000), das zwischen den einzelnen Spezies beträchtliche Unterschiede aufweist. Es kann nur auf solche Zellen einwirken, die einen **Rezeptor** für IL-2 haben. Die Entwicklung von IL-2-Rezeptoren ist ein wesentlicher Schritt in der T-Zellreifung, IL-2 war bisher auch unter dem Namen T-Zell-Wachstumsfaktor (TCGF, T cell growth factor) bekannt.

Abtötung (killing). Nach Abschluß ihres Reifungsprozesses töten T^C jede Zelle, an deren Oberfläche sie diejenige Kombination aus Klasse-I-MHC- und Virusantigen erkennen, auf deren Erkennung sie programmiert sind. Der Abtötungsprozeß verläuft in zwei Phasen: der **Bindung** an den Rezeptor folgt eine Ca^{2+}-abhängige **Lysis** der Zielzelle, die auch auftreten kann, nachdem sich der T^C bereits wieder abgekoppelt hat, so daß ein einziger T^C mehrere Zielzellen zerstören kann. Die genaue Todesursache der Zielzellen ist noch nicht ganz gesichert.

Bakterien (bacteria). Gewissen Bakterien, Protozoen, Pilzen und auch vielen Viren gelingt es, dem Schicksal der **intrazellulären Abtötung** (s. Abb. 8) zu entgehen, nachdem sie bereits von Makrophagen (MAC) **phagozytiert** worden sind, und in einem Phagolysosom oder frei im Zytoplasma zu **überleben (survive).** Ohne die ‚Hilfe' von T-Lymphozyten käme es so zu einer fortschreitenden und unheilbaren Infektion. Beachte, daß die hier beteiligten Helfer-T-Lymphozyten im wesentlichen dem gleichen Typus angehören wie diejenigen, die B- und Tc-Lymphozyten unterstützen, in diesem Fall jedoch gamma-Interferon oder einen anderen Makrophagen-aktivierenden Faktor sezernieren müssen (s. unten).

LK. Lymphokine; große, von T- (manchmal auch B-) Lymphozyten produzierte Molekülfamilie mit einer Reihe von Auswirkungen auf Makrophagen usw. Obwohl sie keinerlei Spezifität für ein bestimmtes Antigen aufweisen, wird eine Stimulation der „falschen" Zielzelle normalerweise dadurch verhindert, daß natürliche Inhibitoren die Lymphokineffekte auf die direkte Umgebung des spezifischen T-Lymphozyten (und damit des Antigens) beschränken. Zu den am besten verstandenen LK gehören:

IL-2 (s. oben)

MIF: Makrophagen-Inhibitions-Faktor, der die Motilität von Makrophagen einschränkt und sie in der Umgebung des T-Lymphozyten konzentriert.

MAF: Makrophagen-aktivierender Faktor, der eine Reihe von Makrophagenfunktionen steigert, einschließlich der intrazellulären Abtötung von Eindringlingen und der Sekretion von verschiedenen zytotoxischen Faktoren, die in der Lage sind, Mikroorganismen **extrazellulär** abzutöten.

Interferon („Immun"- oder gamma-IFN): ein wichtiges antivirales und regulatorisches Molekül, das den Hauptbestandteil des MAF bildet.

Lymphotoxin: evtl. bei der Abtötung einiger Tumorzellen von Bedeutung (s. Abb. 28).

ESF, ECF: auf Eosinophile stimulierend bzw. chemotaktisch wirkende Faktoren.

BCGF: (B cell growth factor) B-Zell-Wachstumsfaktor (s. Abb. 17).

TRF: (T cell replacing factor) T-Zellen-ersetzender Faktor, einer der unspezifischen Helferfaktoren für B-Lymphozyten (s. Abb. 17).

CSF: colony stimulating factor, stimuliert die Monozytendifferenzierung und vielleicht auch die Sekretion von IL-1.

Granulom (granuloma). Nicht abbaubares Material (z. B. Tuberkelbakterien, Streptokokkenzellwände, Talkumpuder) kann in einem Herd von konzentrisch angeordneten Makrophagen **abgekapselt** werden **(sequestration)**, der häufig auch einige T-Lymphozyten, **Eosinophile (EO)** und **Riesenzellen (giant cell)** enthält, die aus der Fusion von mehreren Makrophagen entstehen. (Abb. 32 erläutert die Rolle von Granulomata im Rahmen des chronischen Entzündungsgeschehens.)

Immunologisches Gedächtnis (memory). Alle an der zellvermittelten Immunität (CMI) beteiligten T-Lymphozyten können zu der Bildung von Gedächtniszellen und damit zu sekundären Immunantworten von gesteigerter Wirksamkeit führen. Beachte, daß auch beim ‚Makrophagentyp' der CMI die Bildung von Gedächtniszellen ausschließlich auf den T-Lymphozyten beruht.

Überempfindlichkeitsreaktion vom verzögerten Typ (DTH delayed-type hypersensitivity). 1891 gelang Koch als erstem der Nachweis adaptativer Immunität im Rahmen der Tuberkulose durch die Injektion des Tuberkelantigens „Tuberkulin" in die Haut, was nach 24 oder mehr Stunden zu einer Entzündungsreaktion mit Schwellung und Rötung führte. Bei Patienten mit Antikörpern dauert eine entsprechende Reaktion nur Stunden, woraus sich die Begriffe „verzögerte" und „akute" Überempfindlichkeitsreaktion ableiten. Die DTH ist von der Anwesenheit von Gedächtnis-T-Lymphozyten abhängig. Die auf der rechten Bildhälfte gezeigten Vorgänge spielen sich alle an der Injektionsstelle des Antigens ab. Die DTH ist ein nützliches Modell der normalen CMI und ebenso ein geeigneter Test für das auf T-Lymphozyten beruhende immunologische Gedächtnis.

20 Immunologische Systemvernetzung: Idiotypen und Anti-Idiotypen

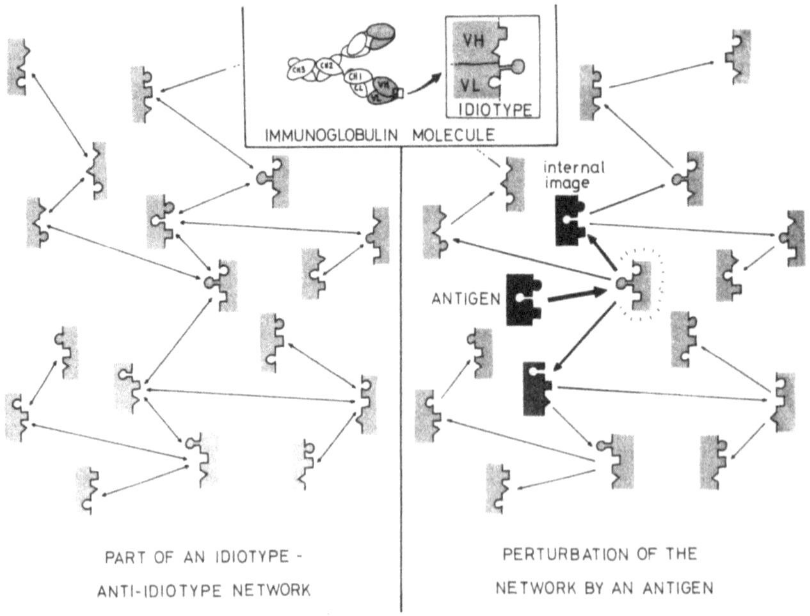

Angesichts der großen Zahl unterschiedlicher Antigenbindungsstellen von Immunglobulinen und T-Zell-Rezeptoren überrascht es kaum, daß einige dieser Rezeptoren sich auch gegenseitig erkennen können (und in der Tat kann man nachweisen, daß dies vorkommt). Wir sprechen dann von dem einen Molekül als dem **Idiotyp** und dem anderen als dem **Antiidiotyp**; bei jedem der beiden Typen kann es sich theoretisch um ein Ig- oder T-Zell-Rezeptormolekül handeln. (Am oberen Bildrand ist die Lokalisation der idiotypischen Determinanten eines Ig-Moleküls stilisiert angedeutet.)

Daraus ergeben sich einige überaus spannende Folgerungen. Zunächst einmal ist dies ganz klar ein Fall von Reaktivität gegen Eigenantigene oder **Autoimmunität**, der zuvor für unmöglich gehalten wurde. Weiterhin kann man sich fragen, welche Auswirkungen der Antiidiotyp auf die idiotyp-produzierende Zelle hat (und umgekehrt) und wie Idiotypen/Antiidiotypen die Immunantworten, an denen sie beteiligt sind, beeinflussen. Mehr noch, die alte Vorstellung von „Antigenen" und „Rezeptoren" als zwei getrennte Einheiten von Molekülen scheint nun infrage gestellt zu sein: es ist jetzt vorstellbar, daß z. B. ein Ig-Rezeptor für ein bestimmtes Fremdantigen seinerseits Antigen für ein oder mehrere andere Ig-Moleküle ist, die ihrerseits wiederum Antigene für andere Ig sind ... usw. Ist diese Kette unendlich oder nahezu unendlich, führt uns dies schließlich zu der befremdlichen Schlußfolgerung, daß es für jedes Fremdantigen ein Rezeptormolekül geben muß, dessen Form der des Antigens sehr ähnlich ist — also ein „inneres Abbild" (internal image) des Antigens darstellt. Anders ausgedrückt: alle Formen der Außenwelt sind auch auf den Lymphozyten im Körperinneren repräsentiert!

So betrachtet haben die Antigene von Bakterien, Viren etc. nichts wirklich „Fremdes" an sich, und ein Netzwerk miteinander verknüpfter Rezeptoren kann selbst in Abwesenheit dieser Antigene vorhanden sein (linke Bildhälfte). Ein Fremdantigen jedoch würde das Netzwerk aus dem Ruhezustand bringen (perturbation), indem es die Bildung einer wachsenden Menge von Antikörpern eines ganz bestimmten Antikörpertyps induziert (rechte Bildhälfte), woraus sich eine Vielzahl von Idiotypen und Anti-Idiotypen ergibt, von denen einige wenige (dunkler schattiert) dem ursprünglichen Antigen stark oder teilweise ähneln.

Als erster hat der große Immunologe Neils Jerne all diese Möglichkeiten klar formuliert und sie 1974 in seine **„Network Theory"** integriert, deren komplexe Schlußfolgerungen seither die Immunologie beherrscht haben. Zwar ist es noch zu früh, um Aussagen darüber zu machen, wieviele der Anwendungsmöglichkeiten dieses Konzepts — in der Regulation der Immunantwort ebenso wie bei der Behandlung von Autoimmunerkrankungen, ja sogar bei der Entwicklung von Impfstoffen — sich tatsächlich durchsetzen können, es gibt jedoch wenige immunologische Situationen, bei denen heutzutage Netzwerk-Überlegungen nicht mit in die Diskussion einbezogen werden.

Beweislage für die Netzwerk-Theorie

1 Die Injektion eines einzigen Antikörpertyps (z. B. monoklonale AK) kann die Bildung von antiidiotypischen Antikörpern (= anti-Ids) induzieren, welche sich daran erkennen lassen, daß sie ausschließlich den sie induzierenden monoklonalen Antikörper (= Id) binden.

2 Manche anti-Ids hemmen die Bindung zwischen Id und seinem zugehörigen Antigen, was zeigt, daß sie gegen die eigentliche Antigenbindungsstelle gerichtet sind.

3 Bei einem Tier, das gerade eine Antikörperantwort in Gang setzt, kann die Injektion von anti-Id gegen eines der Id der betreffenden Immunantwort die weitere Produktion des gleichen Id hemmen (allerdings nicht immer, s. 9 weiter unten).

4 Während der späteren Phase der Antikörperantwort kann es zum spontanen Auftreten von bestimmten anti-Ids kommen, und zwar etwa zum gleichen Zeitpunkt, zu dem sich die korrespondierenden Ids im Abnehmen befinden.

Einige Probleme

5 Experimente legen die Vermutung nahe, daß das Netzwerk nicht unendlich ist, sondern sich wahrscheinlich aus kleineren Untergruppen von untereinander in Verbindung stehenden Ids zusammensetzt.

6 Einige anti-Ids erkennen Ids außerhalb der Antigenbindungsstelle, so daß sie die Bindung von Antigen nicht hemmen. Solche Ids finden sich auch auf Ig-Molekülen mit unterschiedlicher Antigenspezifität. Eine Immunregulation durch diese anti-Ids wäre dann Id-spezifisch und nicht antigenspezifisch und daher für die Kontrolle einer ablaufenden Immunreaktion nicht sehr brauchbar.

7 Es ist außerdem denkbar, daß Ids, die von einem bestimmten Antigen (z. B. während einer bakteriellen Infektion) induziert werden, mittels des Netzwerks von Immunglobulinen oder Helfer-T-Zell-Rezeptoren die Bildung von anderen Igs auslösen, die dann zwar über einen gemeinsamen Id, jedoch über eine völlig andersgeartete Antigenspezifität verfügen würden. Dies könnte einer der Wege sein, auf denen es zur Produktion von Autoantikörpern kommt (s. Abb. 33).

8 Die Beziehung zwischen Ids und anti-Ids hat Ähnlichkeiten mit der Beziehung zwischen Hormonen und ihren Rezeptoren. Es ist daher vorstellbar, daß ein gegen ein Hormon (z. B. Insulin) gerichteter Antikörper dem Rezeptor ähnelt und somit zur Bildung von Autoantikörpern gegen diesen Rezeptor Anlaß gibt – eine zweifache Form von Autoimmunität!

9 Bei Experimenten zur Immunregulation führt die Injektion von anti-Id manchmal zur Hemmung, manchmal zur Verstärkung der korrespondierenden Ids. Der Grund dafür ist unklar, doch könnten Unterschiede in der Ig-Klasse oder -Unterklasse ebenso wie Details der anti-Id-Verabreichung dabei eine Rolle spielen.

Anwendungsmöglichkeiten

10 Wenn sich die Hemmung der Produktion von Id durch die Injektion von anti-Id in reproduzierbarer Weise erzielen ließe, könnte darin ein geeigneter Therapieansatz für die Behandlung von Autoimmunität, Allergie etc. liegen, besonders dann, wenn sich herausstellen sollte, daß Autoantikörper bestimmte Ids gemeinsam haben.

11 Die wohl verblüffendste und auf lange Sicht evtl. nützlichste Anwendungsmöglichkeit der Netzwerk-Theorie betrifft die **„internal image"**-anti-Ids, also diejenigen anti-Ids, die dem induzierenden Antigen ähneln (s. Abb. rechts). Unter bestimmten Umständen, z. B. wenn das Antigen von einem infektiösen Mikroorganismus abstammt und daher einen guten Impfstoff abgeben würde, aber aus irgendwelchen Gründen nur schwierig in ausreichenden Mengen zu erhalten ist, könnte es vorteilhaft sein, stattdessen das „internal image"-anti-Id als Impfstoff zu verwenden. Dies ist zwar ein sehr komplexer Prozeß, der die Produktion von monoklonalen anti-Ids erfordert, die ihrerseits wiederum vom „internal image"-Typus sein müssen, hat aber schon vielversprechende Resultate gezeigt, ganz besonders mit Kohlenwasserstoffantigenen – wobei man sich klarmachen muß, daß Antigen und anti-Id keineswegs die gleiche Struktur zu haben brauchen, solange wie sie nur eine ähnliche äußere Form aufweisen.

21 Toleranz

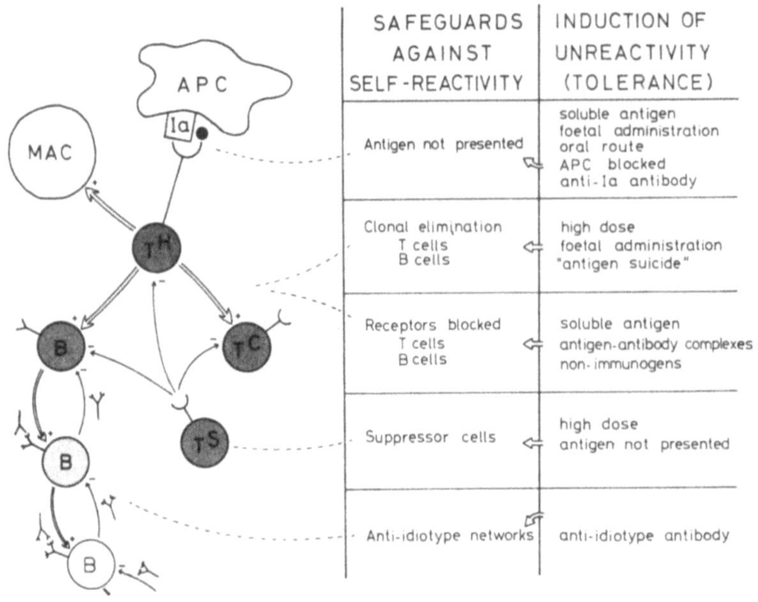

Die Evolution der Erkennungssysteme, die die Zerstörung von „nicht-eigenem“ Material in Gang setzen, erfordert offensichtlich auch Sicherheitsvorkehrungen dafür, daß es nicht zur Schädigung von körpereigenen Strukturen kommt. Dieses Problem gestaltet sich für die natürliche und die adaptative Immunität jeweils etwas unterschiedlich. Natürliche Immunmechanismen wie Phagozytose, direkte Aktivierung von C3, Lysozym, CRP usw. sind normalerweise nur gegen ein beschränktes Spektrum von Substanzen aktiv, nämlich ausschließlich gegen Mikroorganismen oder vorgeschädigtes Eigenmaterial. Die Mechanismen der adaptativen Immunität – also T- und B-Lymphozyten –, die eine riesige Menge von Rezeptoren entwickelt haben, um die Lücken in der natürlichen Immunität zu schließen, müssen hingegen in der Lage sein, diejenigen Immunreaktionen zu erkennen, welche sich gegen körpereigene antigene Strukturen richten. Eine solche spezifische Nicht-Reaktivität kann nicht bereits genetisch eingebaut sein, denn die Rezeptoren und die von ihnen erkannten Eigenantigene werden getrennt vererbt. Beispiel: Träger der Blutgruppe A produzieren Antikörper der Blutgruppe B und umgekehrt. Das AB-Kind eines A-Vaters und einer B-Mutter erbt zwar die Fähigkeit, sowohl Anti-A- als auch Anti-B-Antikörper zu bilden, darf jedoch weder die einen noch die anderen produzieren.

Innerhalb des lymphatischen Systems sind Immunantworten in der Tat auf verschiedenen Ebenen gegen Autoreaktivität geschützt. Die linke Bildhälfte zeigt die wichtigsten Elemente der drei Typen der adaptativen Immunantwort, die schon in Abb. 17 und 19 näher besprochen wurden, während die mittlere Spalte die Hauptschutzmechanismen gegen Autoreaktivität benennt. Ursprünglich wurde angenommen, daß die Elimination von potentiell autoreaktiven Klonen die Grundlage aller Nicht-Reaktivität gegenüber Eigenantigenen sei, inzwischen sind jedoch viele andere regulatorische Mechanismen bekannt. Versagt der eine oder andere dieser Schutzmechanismen, kommt es zu selbstzerstörerischen Immunantworten (s. Autoimmunität, Abb. 13).

Unter gewissen Umständen (rechte Spalte) lassen sich diese Sicherheitsmechanismen auch durch normale Fremdantigene triggern, was zur Folge hat, daß Fremdantigene dann im wesentlichen wie Eigenantigene behandelt werden. Dieser Zustand ist als **„Toleranz“** bekannt und kann außerordentlich unerwünscht sein, z. B. bei manchen Infektionen, während er im Falle eines Organtransplantats sehr nützlich ist. Wichtig ist dabei die Feststellung, daß Toleranz per definitionem ein **antigenspezifischer** Vorgang ist, worin ein großer Unterschied zur unspezifischen Nicht-Reaktivität besteht, wie sie durch Schädigung des gesamten Immunsystems hervorgerufen wird (s. Immunsuppression, Abb. 35). Hinweis: einige ältere Lehrbücher beschränken die Verwendung des Ausdrucks „Toleranz“ auf Fälle nachgewiesener klonaler Elimination; leider ist aber gerade die klonale Elimination für gewöhnlich eher schwierig nachzuweisen.

Schutzmechanismen gegen Autoreaktivität (Safeguards against Self Reactivity)

Antigen-Präsentation (antigen presentation). Es ist theoretisch möglich, daß APC sich „weigern", T-Lymphozyten Autoantigene zu präsentieren; dies würde auf einige außerordentlich interessante Eigenschaften ihres noch immer unbekannten Rezeptorsystems schließen lassen. In vitro-Experimente sprechen bisher jedoch gegen eine solche Vorstellung.

Eliminierung von autoreaktiven Klonen (clonal elimination). Die These, daß jeder Lymphozyt auf die Erkennung eines Antigens beschränkt ist und daß Lymphozyten, die Autoantigene erkennen, früh in der Entwicklung des Organismus in den primären lymphatischen Organen eliminiert werden, war ein Eckpfeiler von Burnets „Clonal Selection"-Theorie (1959). Auf manche T-Lymphozyten im Thymus und B-Lymphozyten im Knochenmark könnte dies tatsächlich zutreffen, doch ist dies offensichtlich keine allgemein gültige Regel, da auch bei gesunden Tieren autoreaktive B- und wahrscheinlich auch T-Lymphozyten nachgewiesen werden können.

B-Zell-Rezeptoren (B cell receptors). Immunglobuline könnten theoretisch von Antigen besetzt werden, ohne daß es zur Triggerung einer Immunantwort kommt. Foetale B-Lymphozyten können ihre Ig abstoßen, ohne sie wieder zu ersetzen – im Prinzip eine Art von klonaler Eliminierung. Beachte jedoch, daß man auch bei gesunden Tieren B-Lymphozyten findet, die auf einige Autoantigene (z. B. Thyreoglobulin) reagieren.

T-Zell-Rezeptoren (T cell receptors Ti) scheinen oft ihre Triggerfunktion zu verlieren, wenn das spezifische Antigen in löslicher Form vorliegt. T-Lymphozyten, die in Abwesenheit von „Selbst"-Serum in einer Zellkultur wachsen, können sich manchmal zu „Selbst-Killern" entwickeln, was vermuten läßt, daß im Serum ein blockierender Faktor dafür vorhanden ist. Einen ähnlichen Vorgang hat man bei Mäusen mit einem künstlich erzeugten Mosaikgenom beobachtet, in denen Zellen friedlich miteinander leben, die theoretisch in der Lage wären, sich gegenseitig umzubringen.

Suppressor-T-Lymphozyten (suppressor cells). Es ist postuliert worden, daß es T-Lymphozyten gibt, die in der Lage sind, autoreaktive Lymphozyten zu erkennen und zu supprimieren, doch die Beweislage hierfür ist immer noch umstritten. Es ist allerdings unumstritten, daß sich im Rahmen von künstlich erzeugter Autoreaktivität (s. Abb. 33) häufig T-Lymphozyten entwickeln, die den status quo wiederherstellen.

Anti-Idiotypen-Netzwerk (anti-idiotype networks) (s. Abb. 20, 21). Neben Suppressor-T-Lymphozyten kann man bei Tieren mit manifester Autoimmunität antiidiotypische Antikörper finden, die hier eine gewisse Regulationsfunktion auszuüben scheinen; ob sie dies aber auch unter physiologischen Bedingungen tun, ist noch unsicher.

Induktion spezifischer Nicht-Reaktivität gegenüber „Nicht-Selbst"-Toleranz (Induction of Unreactivity-Tolerance)

Lösliches Antigen (soluble antigen). Ist im allgemeinen weniger immunogen und stattdessen mehr „tolerogen", da es nicht von APC präsentiert wird, vielleicht aber auch deswegen, weil es Lymphozytenrezeptoren blockieren und T-Zellen stimulieren kann.

Die Verabreichung von Antigen in der **Foetal- oder Neonatalperiode** war die erste Methode, mit der sich Toleranz künstlich induzieren ließ. Wahrscheinlich funktioniert dies über eine Kombination aus klonaler Eliminierung und mangelhafter Antigenpräsentation (infolge unreifer APC). Foetale B-Lymphozyten könnten allerdings auch ganz besonders zur Toleranzentwicklung neigen, da sie sich in der Art und Weise, wie sie ihre Ig-Rezeptoren ersetzen, von den B-Lymphozyten des Erwachsenen unterscheiden (s. oben). Es gibt einige Anhaltspunkte dafür, daß alpha-Foetoprotein, ein wichtiges foetales Serumprotein, autoreaktive T-Lymphozyten inhibieren kann.

Oraler Applikationsweg (oral route). Die über den Darm absorbierten Antigene werden zuerst von den Makrophagen der Leber „gesichtet", die die immunogenen Aggregate usw. entfernen und nur lösliches „Tolerogen" zurücklassen.

APC, anti-Ia. Jeder Mechanismus, der die APC-Funktion abschwächt, incl. Antikörper gegen Ia-Moleküle, führt tendenziell zur Verminderung der Immunogenität eines Antigens und zur Begünstigung der Toleranzentwicklung diesem gegenüber. Die durch die Verabreichung von Antikörpern induzierte Toleranz ist im allgemeinen als **Verstärkung (enhancement)** bekannt, was sich von der auf diese Weise erzielten Wachstumsförderung von Tumoren, Transplantaten usw. herleitet. Ein Großteil der Störung der Antigenpräsentation könnte auf die Induktion von T^S-Zellen zurückzuführen sein, die anscheinend keine APC zu ihrer Aktivierung benötigen. Antikörper gegen Ia-Moleküle könnten die Erklärung dafür sein, daß Bluttransfusionen das Überleben von Nierentransplantaten im Wirt verbessern.

Hohe Antigendosen (high doses). Sind in der Regel tolerogener, allerdings können auch mehrere kleine Dosen T-Lymphozyten zur Toleranzentwicklung anregen. Im allgemeinen gilt, daß T-Zell-Toleranz sich leichter induzieren läßt und länger anhält als B-Zell-Toleranz.

„Antigen-Selbstmord" (antigen suicide). An toxische Medikamente, Radioisotopen usw. gekoppelte Antigene können sich auf den entsprechenden spezifischen T- oder B-Lymphozyten niederlassen und diese abtöten, ohne andere Zellen zu gefährden. Auf ähnliche Weise hat man auch versucht, Tumorzellen durch an Antikörper gekoppelte Toxine auszuschalten (s. Abb. 28).

Immunkomplexe (antigen-antibody complexes). Können manchmal durch eine Rezeptorblockade Toleranz induzieren. Andererseits können Immunkomplexe auch hochgradig immunogen wirken, was sowohl vom Charakter von Antigen und Antikörper als auch von ihrem quantitativen Verhältnis zueinander abhängt.

Nicht-immunogene (non-immunogens) Carriermoleküle, wie z. B. Eigenmaterial oder nicht abbaubare Moleküle (z. B. D-Aminosäuren) können einem Hapten Tolerogenität verleihen, das auf normalen Carriern antigen wirksam wäre. Mit Hilfe dieses Prinzips hat man versucht, bei Allergien spezifische IgE-Immunantworten „abzuschalten".

Anti-idiotypische Antikörper (anti-idiotype antibody). Sind versuchsweise bei der Behandlung von Autoimmunkrankheiten angewandt worden und könnten in der Transplantationsmedizin Bedeutung gewinnen. Leider führt jedoch die Unterdrükkung eines bestimmten Idiotyps einfach dazu, daß ein anderer gegen das gleiche Antigen gerichteter Antikörper dessen Platz einnimmt, so daß man sich über die Brauchbarkeit dieses ganzen Therapieansatzes streiten kann (s. Abb. 20).

22 Abwehr von Mikroorganismen: ein Überblick

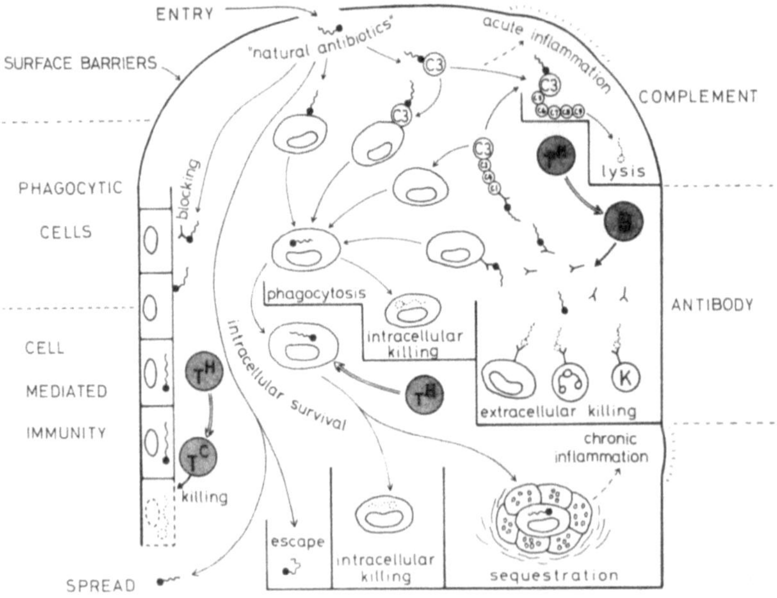

Das Immunsystem ist ein sehr effizientes System in der Erkennung von **Fremdsubstanzen**, verfügt jedoch über keine sichere Methode zwischen **gefährlichem** und ungefährlichem Fremdmaterial zu unterscheiden. Die Abwehrmechanismen des Immunsystems sind weitgehend ausreichend, um Infektionen unter Kontrolle zu bringen, aber sie haben auch einige unerfreuliche Nebenwirkungen – z. B. die vehemente Immunantwort gegen zwar fremde, aber harmlose Pollen etc. (s. Schädliche Immunität, Abb. 29).

Potentiell parasitären Mikroorganismen, die die Barrieren von Haut oder Schleimhäuten durchdringen (Abb. oben), steht ein „Spießrutenlauf" durch vier Haupterkennungssysteme bevor: **Komplement (complement**, oben rechts), **Phagozyten (phagocytic cells**, Mitte), **Antikörper (antibody**, rechts) und **zellvermittelte Immunität (cell mediated immunity**, unten), mit ihren häufig in enger Wechselbeziehung zueinander stehenden Effektormechanismen. Sofern nicht schon zuvor ein Kontakt mit dem betreffenden Antigen stattgefunden hat, dauert es mehrere Tage, bis Antikörper und zellvermittelte Immunantwort in Aktion treten, wohingegen Komplement und Phagozyten innerhalb von Minuten ihre Wirkung entfalten. Zusätzlich gibt es spezialisierte **natürliche** Abwehrkomponenten (Mitte oben) wie Lysozym, Interferon etc., die mehr oder weniger unspezifisch wirken, ganz ähnlich wie **Antibiotika**.

Komplement und Antikörper sind im allgemeinen am wirkungsvollsten in der Abwehr von Mikroorganismen, die sich frei im Blut bzw. im Extrazellulärraum bewegen, während die zellvermittelte Immunantwort gegen intrazelluläre Organismen am schlagkräftigsten ist (links). Welcher von diesen Mechanismen jedoch, wenn überhaupt, zu einer effektiven Abwehr führt, hängt weitgehend von der „Taktik" ab, die der betreffende Mikroorganismus selbst anwendet.

Eindringen (entry). Viele Mikroorganismen dringen in den Körper über Wunden oder Bisse ein, während andere auf der Haut und den Schleimhäuten von Intestinum, Respirationstrakt usw. leben und so gesehen außerhalb des Körpers existieren.

Oberflächenbarrieren (surface barriers). Haut und Schleimhäute sind bis zu einem gewissen Grad durch sauren pH, Enzyme, Mucus und andere antimikrobielle Sekrete geschützt.

Natürliche Antibiotika (natural antibiotics). Das antibakterielle Enzym **Lysozym** (s. Abb. 23) und die antiviralen **Interferone** (s. Abb. 24) werden hauptsächlich von Makrophagen produziert und sind für einen Großteil der natürlichen Immunität gegenüber ansonsten pathogenen Mikroorganismen verantwortlich. Es ist recht wahrscheinlich, daß in Zukunft noch weitere Substanzen mit ähnlichen Eigenschaften entdeckt werden. Diese Art von Schutzmechanismus findet jedoch offenbar ihre Grenzen in der Notwendigkeit, eine Schädigung von Eigenmaterial zu vermeiden.

C3. Die Komplementkaskade wird von vielen Mikroorganismen direkt aktiviert („alternativer Weg"), was zur Lysis oder Phagozytose dieser Mikroorganismen führt. Der gleiche Effekt läßt sich erzielen, wenn C3 durch Antikörper aktiviert wird („klassischer Weg"; s. Abb. 5).

T^H. Helfer-T-Lymphozyt, der auf Carrierdeterminanten reagiert und die Antikörperproduktion durch B-Lymphozyten stimuliert. Viren, Bakterien, Protozoen und Würmer wirken als stark immunogene Carrier. Es gibt aber auch einige Organismen, durch die eine Antikörperantwort anscheinend unabhängig von T-Lymphozyten in Gang gesetzt werden kann.

B. Bei nahezu allen Infektionen werden von den B-Lymphozyten Antikörper gebildet. Dies ist sowohl von großer protektiver als auch diagnostischer Bedeutung. Als allgemeine Regel kann gelten, daß zuerst IgM-Antikörper auftreten, dann IgG und die anderen Klassen. Der Nachweis von IgM kennzeichnet daher häufig das Vorliegen einer frischen Infektion.

Blockade (blocking). Dort, wo Mikroorganismen zu ihrer Vermehrung in Zellen eindringen müssen, können Antikörper dies blockieren, indem sie die Eindringlinge an ihre spezifische Anlagerungsstelle binden (dies gilt z. B. für Malaria und die meisten Viren). Hierin besteht auch der Hauptwirkungsmechanismus von IgA im Darm.

Phagozytose (phagocytosis). Viele Mikroorganismen werden von phagozytierenden Makrophagen oder neutrophilen Granulozyten aufgenommen. Sowohl C3 als auch Antikörper können diesen Vorgang enorm beschleunigen durch Anlagerung des Phagozyten an den Mikroorganismus über den C3- oder Fc-Rezeptor des Phagozyten („Opsonisierung"; s. Abb. 8).

Intrazelluläre Abtötung (intracellular killing). Innerhalb des Phagozyten werden die meisten Mikroorganismen schnell getötet und durch lysosomale Enzyme abgebaut. In bestimmten Fällen kann jedoch die Aktivierung von Makrophagen durch T-Lymphozyten erforderlich sein, um den Abtötungsprozeß in Gang zu setzen.

Extrazelluläre Abtötung (extracellular killing). Monozyten, Neutrophile und „K"-Zellen können in vitro mit Antikörpern besetzte Zellen zerstören, und zwar ohne Phagozytose; inwieweit dies auch in vivo stattfindet, ist jedoch unklar.

K. „Killer"-Zelle, eine lymphozytenähnliche Zelle (Abstammung vom lymphatischen Gewebe nicht bewiesen), die in vitro Tumorzellen extrazellulär abtöten kann, wenn sich die Fc-Region des spezifischen Antikörpers an den entsprechenden K-Zell-Rezeptor anlagert.

Intrazelluläres Überleben (intracellular survival). Eine ganze Reihe wichtiger Viren, Bakterien und Protozoen kann innerhalb von Makrophagen überleben und dort der Abtötung widerstehen. Andere Mikroorganismen überdauern in Muskel-, Leber-, Gehirnzellen usw. Da sie in solchen Fällen nicht von Antikörpern angegriffen werden können, sind zellvermittelte Immunantworten die einzig wirksame Abwehrmöglichkeit.

T^C. Ein auf Abtötung durch Lysis spezialisierter zytotoxischer T-Lymphozyt, der durch Viren veränderte körpereigene Zellen und auch allogene, z. B. transplantierte, Zellen angreift (s. Abb. 19).

T^H. Helfer-T-Lymphozyt der „Überempfindlichkeitsreaktion vom verzögerten Typ", welcher mittels der von ihm abgesonderten Lymphokine Monozyten, Eosinophile usw. anlockt und aktiviert (Abb. 19).

Sequestration. Mikroorganismen, die nicht abgetötet werden können (z. B. einige Mykobakterien) oder nicht-abbaubare Substanzen (wie z. B. Streptokokkenzellwände) können durch ein von Makrophagen gebildetes Granulom abgekapselt werden, häufig unterstützt durch zellvermittelte Immunantworten.

Erregerverbreitung (spread). Die häufigsten Verbreitungswege von Krankheitserregern sind Husten, Niesen, Stuhlgang und Insektenstiche.

„Flucht" des Erregers (escape). Einige sehr virulente Parasiten sind in der Lage, allen der o. g. immunologischen Mechanismen der Zerstörung zu entgehen, da sie selbst einige sehr ausgeklügelte Schutzmechanismen entwickelt haben – ganz klar, daß solche Erreger in die Gruppe der chronischsten und therapieresistentesten Infektionskrankheiten fallen.

Entzündungsreaktion (inflammation). Manche Mikroorganismen können Gewebsschäden direkt verursachen (z. B. Staphylokokken mittels Toxinen). Ein Großteil des bei Infektionen auftretenden Gewebsschadens beruht jedoch auf der Reaktion des Wirtes, wobei zu betonen ist, daß Infektionserreger für den Wirt häufig die Alternative bedeuten: Eliminierung des Erregers ohne Rücksicht auf Verluste – oder Begrenzung des Gewebsschadens unter Inkaufnahme des Überlebens von einigen der Mikroorganismen.

23 Abwehr von Bakterien

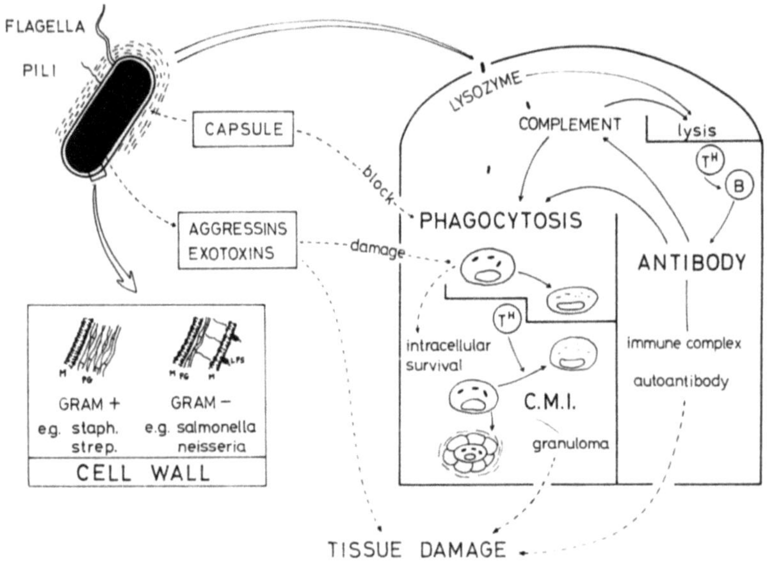

Weniger virulente Bakterien werden gewöhnlich **phagozytiert** und abgetötet. Die Bakterien wiederum schützen sich gegen Phagozytose (phagocytosis) u. a. durch eine **Kapsel** (beeinflußt das Anlagerungsvermögen), die **Zellwand** (beeinflußt die Verdauung) und die Sezernierung von **Exotoxinen** (schädigen phagozytierende und andere Zellen). Die meisten Kapseln und Toxine sind allerdings sehr stark antigen wirksam, so daß Antikörper (antibody) früher oder später viele dieser Schutzmechanismen überwinden; dies ist auch die Grundlage für die meisten antibakteriellen Impfstoffe. Die Abbildung zeigt zum Nutzen des Bakteriums und zum Schaden des Wirtes ablaufende Vorgänge gestrichelt.

Auf Seiten des Wirtes stellt das „natürliche Antibiotikum" **Lysozym** wahrscheinlich das Optimum dar in der Entwicklung von Substanzen, die Bakterien angreifen, Wirtszellen aber schonen (zumindest bis zur Entdeckung der Antibiotika; interessanterweise hat Sir Alexander Fleming sowohl Penicillin als auch Lysozym entdeckt).

Beachte, daß nicht nur Bakterien selbst zu einem Gewebsschaden (tissue damage) führen können, sondern daß auch die Immunantwort hierfür verantwortlich sein kann. Da auf lange Sicht kein Parasit, der den Wirt ernsthaft schädigt oder ihn gar tötet, selbst überleben kann, kommt es zu einer (bei Bakterien u. U. ziemlich rasch ablaufenden) Anpassungsreaktion, zumeist in Richtung einer verminderten Virulenz des Mikroorganismus. Allerdings können Infektionserreger, die an ihren normalen Wirt hochgradig angepaßt sind, manchmal für den Menschen außerordentlich virulent sein, Beispiele dafür sind die Pest (Ratten) und die Brucellose (Vieh) („Zoonosen").

Zellwand (cell wall). Bakterien haben an der Außenseite ihrer Zellmembran (M in der Abb.) eine Zellwand, die aus Mukopeptiden besteht (Peptidoglykan = PG). Dies ist der Angriffsort für Lysozym, das die N-Acetylmuraminsäure/N-Acetylglukosaminverbindungen spaltet. Gramnegative Bakterien haben zusätzlich eine zweite Membran mit darin eingebauten Lipopolysacchariden (LPS, auch Endotoxin genannt).

Flagella. Hauptverantwortlich für die Bakterienmotilität; enthält stark antigen wirksame Proteine (die sog. „H"-Antigene von Salmonella typhi etc.), welche die Produktion von immobilisierenden Antikörpern anregen.

Pili. Werden von Bakterien zur Anlagerung an Zellen verwendet; bestimmte Antikörper (z. B. IgA gegen Gonokokken) können diese Anlagerung verhindern.

Kapsel (capsule). Die Virulenz vieler Bakterien beruht auf ihrer Kapsel, die sie vor dem Kontakt mit Phagozyten schützt. Die meisten Kapseln bestehen aus großen, weitverzweigten Polysaccharidmolekülen, manche sind auch aus Proteinen. Interessanterweise fungieren viele dieser kapsulären Polysaccharide (und auch einige Proteine der Flagellae) als T-Zell-unabhängige Antigene (s. Abb. 17). Dies paßt gut zu der Vorstellung, daß Bakterien der Hauptantrieb für die Entwicklung des antikörperbildenden Systems waren, denn vermutlich haben sich T-unabhängige Antikörper im Evolutionsprozeß vor den T-abhängigen entwickelt (s. Abb. 3). Beispiele für bekapselte Bakterien sind Pneumokokken, Meningokokken und Hämophilus influenzae.

Exotoxine (**exotoxins**, im Unterschied zu den **Endotoxinen** der Zellwand). Grampositive Bakterien sezernieren häufig Proteine, die auf Phagozyten, lokales Gewebe, das ZNS usw. einen destruierenden Effekt ausüben und daher oft die eigentliche Todesursache bei einer Infektionskrankheit darstellen. Zusätzlich gibt es noch weitere Bakterienprodukte, die unter dem Sammelnamen **„Aggressine" (aggressins)** bekannt sind und durch Auflösung von Wirtsgewebe die Bakterienausbreitung begünstigen.

Bakterien (Bacteria)

Nachstehend einige Beispiele und interessante Einzelheiten:

Strep. Streptokokken, werden entweder anhand ihrer hämolytischen Exotoxine (α, β, γ) oder ihrer Zellwandantigene (Gruppen A–Q) klassifiziert. β-hämolysierende Streptokokken der Gruppe A verfügen über das stärkste pathogene Potential. Sie haben Kapseln (M-Protein), die sich an Schleimhäute anlagern können, dabei aber der Phagozytose widerstehen, und sie produzieren zahlreiche Exotoxine (daher rühren die Symptome beim Scharlach). Ihre unverdaulichen Zellwände geben Anlaß zu schweren zellvermittelten Immunreaktionen. Sie haben Antigene, die mit Herzmuskelzellen kreuzreagieren (rheumatisches Fieber) und neigen zur Stimulierung von nierenschädigenden Immunkomplexen.

Staph. Staphylokokken produzieren, um der Phagozytose entgegenzuwirken, Faktoren wie das fibrinbildende Protein Koagulase und Protein A, das sich an den Fc-Anteil von IgG bindet und so die Opsonisierung blockiert. Eine ganze Palette von Toxinen ist dafür verantwortlich, daß Staphylokokken hochdestruktive, zur Abszeßbildung führende Mikroorganismen sind.

Pneumokokken, Meningokokken werden anhand ihrer Polysaccharidkapsel typisiert; in tropischen Breitengraden treten sie in ganz besonders virulenten Varianten auf; bei der Verhütung von Epidemien haben sich dort aus ihren Kapselpolysacchariden zubereitete Impfstoffe als außerordentlich wirksam erwiesen. Patienten mit einer defekten Antikörperantwort (s. Abb. 37) sind für diese Infektionen besonders empfänglich.

Gonokokken. IgA kann die Anlagerung von Gonokokken an Schleimhautoberflächen blockieren, Gonokokken ihrerseits sondern eine Protease ab, die IgA zerstört. Die Infektion heilt daher selten vollständig aus, und der Wirt wird zu einem „Carrier". Bakterien dieses Typus' sind die einzigen, für die gesichert ist, daß sie durch komplementvermittelte Lysis beseitigt werden können.

M. tuberculosis; M. leprae. Diese Mykobakterien haben außerordentlich harte Zellwände, die reich an Lipiden sind und die die intrazelluläre Abtötung sowie die Fusion von Phagolysosomen verhindern. Es kommt deshalb zu einer chronischen zellvermittelten Immunreaktion mit Gewebszerstörung und Narbenbildung. Das Spektrum der verschiedenen Formen von Lepra (von lokaler Infektion bis zu generalisierter Aussaat des Erregers) entspricht dem Vorherrschen je einer der beiden spezifischen Immunreaktionen.

Shigellen und V. cholerae. Sind in ihrer Ausbreitung auf das Intestinum beschränkt und rufen die betreffenden Krankheitssymptome durch die Sekretion von Exotoxinen hervor. Antitoxine als Impfstoffe sind bei diesen Erregern in der Erzeugung von Immunität bisher leider weit weniger wirksam als eine natürliche Infektion, weswegen man inzwischen versucht, Bakterienstämme zu züchten, deren Virulenz durch genetische Manipulation abgeschwächt („attenuiert") ist.

Salmonella (z. B. S. **typhi**). Befällt ebenfalls den Darm, kann aber auch in Makrophagen überleben und sich in diesen vermehren.

Clostridium tetanti (Tetanus). Ist wegen der raschen Einwirkung seines Exotoxins auf das ZNS gefürchtet. Antikörper („Antitoxin") können dieses Exotoxin sehr wirkungsvoll blockieren – ein Beispiel von Abwehr ohne die Beteiligung von Komplement oder Phagozyten.

Clostridium diphteriae (Diphterie). Sezerniert ebenfalls starke Neurotoxine, wobei der Tod allerdings auch durch lokale Gewebsschäden im Kehlkopf („falsche Membran") eintreten kann.

Treponema pallidum (Syphilis). Ist als Beispiel für Bakterien erwähnenswert, denen es gelingt, alle möglichen Arten von Immunangriffen zu überleben, ohne dabei Zuflucht innerhalb von Zellen zu suchen. Grundlage der Wassermann-Reaktion ist das Auftreten von Autoantikörpern gegen mitochondriales Cardiolipin. Solche Kreuzreaktionen, die wahrscheinlich auf dem Versuch von Bakterien beruhen, Wirtsantigene nachzuahmen und so der Aufmerksamkeit des Abwehrsystems zu entgehen, sind ein großes Problem für den Wirt, da er „wählen muß" zwischen Nichtbeachtung der Infektion und der Produktion von Autoantikörpern, die das eigene Gewebe zerstören (s. Abb. 33; Autoimmunität).

Borrelien. Gehören ebenfalls zu den Spirochäten und haben eine Eigenschaft, die man auch bei manchen Viren und Protozoen antrifft, nämlich ihre Oberflächenantigene variieren zu können, und so das antikörperbildende System des Wirtes zu „verwirren". Das Ergebnis sind mehrere Wellen der Infektion mit entsprechenden Fieberschüben („Rückfallfieber").

24 Abwehr von Viren

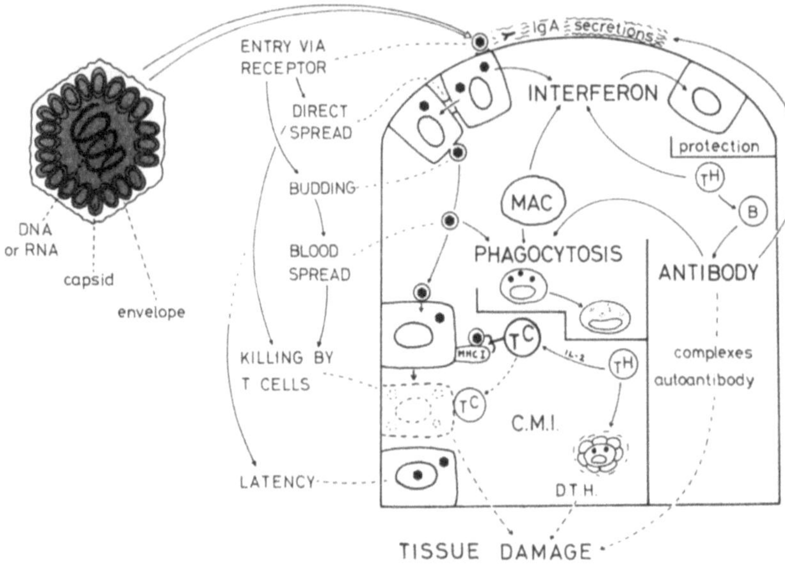

Viren unterscheiden sich dadurch von Bakterien, daß sie viel kleiner sind, keine Zellwände und keinen unabhängigen Stoffwechsel haben, so daß sie unfähig sind, sich außerhalb ihrer Wirtszellen zu vermehren. Der Schlüsselprozeß einer viralen Infektion ist daher die **intrazelluläre Vermehrung**, die zum Zelltod führen kann. Die Abbildung stellt Viren als Sechsecke dar, in Wirklichkeit weisen ihre Form und Größe eine extreme Variationsbreite auf.

Als schnell wirksamer Schutzmechanismus hat **Interferon** (oben rechts) bei Viren die gleiche Funktion wie Lysozym bei bakteriellen Infektionen, obwohl der Wirkungsmechanismus ein ganz anderer ist. Antikörper (antibody, rechts) können einige Viren am Eindringen (entry) und an ihrer Verbreitung im Blut (blood spread) hindern, aber die Fähigkeit anderer Viren, sich von Zelle zu Zelle auszubreiten (links), erfordert v. a. die Abwehr durch das zytotoxische T-Zell-System, das auf Erkennung von verändertem MHC-Antigen der Klasse I spezialisiert ist. Makrophagen spielen bei der Virusabwehr mehrere Rollen: sie sezernieren Interferon und arbeiten als Phagozyten. Auch das Antikörpersystem kann auf veränderte „Selbst"-Antigene reagieren, häufig so, daß es im Verlaufe dieses Abwehrprozesses Autoantikörper (autoantibody) bildet (s. Autoimmunität, Abb. 33).

Wie bei den Bakterien sind auch bei den Viren einige der virulentesten Infektionen Zoonosen, so z. B. Tollwut (Hunde) und Gelbfieber (Affen). Andererseits gibt es Viren, die jahrelang im Körper überdauern können, ohne Symptome zu produzieren, bis sie schließlich irgendwann reaktiviert werden und schwere Erkrankungen hervorrufen, möglicherweise unter Einschluß von malignen Tumoren.

Diejenigen obligat-intrazellulären Organismen, die Zellwände besitzen (Rickettsien, Trachoma), und solche Organismen, die zwar keine Zellwand besitzen, jedoch zu extrazellulärer Vermehrung in der Lage sind (Mykoplasma), nehmen eine Zwischenstellung zwischen Viren und Bakterien ein. Vom immunologischen Standpunkt aus sind die ersteren den Viren näher verwandt, die letzteren den Bakterien.

Rezeptoren (receptors). Vor dem Eindringen in eine Zelle müssen alle Viren mit einem spezifischen Rezeptor an der Oberfläche dieser Zelle interagieren, dessen Natur bisher nur in wenigen Fällen bekannt ist (z. B. EBV: CR2 auf B-Lymphozyten; Tollwut-Virus: Acetylcholinrezeptor auf Neuronen).

Interferon. Eine Gruppe von Proteinen (MW 20000 – 160000), die als Antwort auf einen viralen Infekt produziert werden und Zellen dazu anregen, ein Protein herzustellen, das die Transkription von viraler **mRNA** blockiert und sie so vor einer Infektion schützt. Interferon kann von Zellen des lymphatischen Gewebes (T-Lymphozyten: γ-Interferon) ebenso wie von nicht-lymphatischen Zellen (Makrophagen: α-, Fibroblasten: β-Interferon) sezerniert werden. Es hat auch Auswirkungen auf die normale Zellteilung und könnte bei Verfügbarkeit größerer Mengen als antivirales und Antitumor-Mittel Bedeutung gewinnen.

T^C, zellvermittelte Immunantwort (CMI). Wie schon in den Abb. 13 und 19 beschrieben, „lernen" T-Lymphozyten die Erkennung von Klasse-I-MHC-Antigenen, um dann auf diese Antigene – in Verbindung mit viralen Antigenen an der Zelloberfläche – reagieren zu können. Nahezu jeder Zelltyp kann Viren beherbergen, dementsprechend exprimieren auch die meisten Zellen Klasse-I-MHC-Antigene (im Unterschied etwa zu Klasse-II-MHC-Antigenen). Die zentrale Rolle des MHC bei der T-Lymphozytenantwort wurde bei der Untersuchung der antiviralen Immunität von Mäusen entdeckt. Welche Funktion die Überempfindlichkeitsreaktion vom verzögerten Typ (DTH) im Rahmen der Virusabwehr hat, ist noch umstritten. Die Aktivierung von Makrophagen könnte theoretisch sowohl zur Abtötung von virusinfizierten Zellen als auch zur Gewebsschädigung führen, in der Praxis lassen sich jedoch die Aktivitäten von T^C- und T^H-Lymphozyten schwer davon abgrenzen, selbst wenn man T-Lymphozytenklone verwendet. Zumindest in vitro können auch NK-Zellen einige virusinfizierte Zellen zerstören.

Viren

Die Klassifizierung von Viren ist uneinheitlich. Sie können nach ihrer Größe, Form, der Natur ihres Genoms (DNA oder RNA), ihren Verbreitungscharakteristika (spread) (Knospung (budding), Zytolyse, direkt; s. Abb.) und – was hier von besonderer Bedeutung ist – danach eingeteilt werden, ob sie vom Immunsystem eliminiert oder lediglich in bestimmte „Verstecke" gedrängt werden. Nachfolgend ein paar Details zu wichtigen Viren.

Pockenviren (Pocken, Vaccinia). Groß; DNA; lokale Ausbreitung; vermeidet Antikörperkontakt; potentiell intraleukozytär; Expression von viralen Antigenen durch die infizierte Zelle, was zu einer zellvermittelten Immunantwort führt. Die Antigen-Kreuzreaktion zwischen dem Pocken- und dem Kuhpocken- (= Vaccinia-) Virus bildet die Grundlage für den Einsatz von Vaccinia-Viren zum Schutz gegen die Pocken (Jenner, 1798, im Fernen Osten allerdings schon seit tausenden von Jahren bekannt). Dank dieses Impfstoffes sind die Pocken die erste Krankheit, die weltweit ausgerottet werden konnte. Schwere T-Lymphozytendefekte (s. Abb. 36) können sich häufig als progressive und tödlich verlaufende Unfähigkeit äußern, Vaccinia-Viren unter Kontrolle zu bringen.

Herpesviren (Herpes simplex, Varizella-Zoster, Epstein-Barr (EBV), Zytomegalie (CMV)). Mittelgroß; DNA; können im Organismus persistieren und bei ihrer Reaktivierung andere Symptome als bei der Primärinfektion hervorrufen: Windpokken (Varizellen) treten als Herpes zoster (Gürtelrose) wieder in Erscheinung, während EBV (infektiöse Mononukleose) Malignome initiieren können (Burkitt-Lymphom, s. Abb. 28). CMV haben vor allem als opportunistische Infektion bei immunsupprimierten Patienten Bedeutung gewonnen.

Adenoviren (Rachen- und Augeninfektionen). Mittelgroß; DNA. Es gibt zahlreiche Typen mit verschiedenen Antigenen. Deshalb kann sich nur eine unzureichende Immunität ausbilden und Impfungen sind problematisch.

Myxoviren (Grippe, Mumps, Masern). Groß; RNA; Ausbreitung durch Knospung. Die Grippe liefert dabei das klassische Beispiel für die Anlagerung über einen spezifischen Rezeptor (Hämagglutinin) und Antigenvariation des Virus, welche für die relative Nutzlosigkeit der adaptativen Immunität verantwortlich ist. Bei Ausbreitung in die Hoden können Mumpsviren Autoimmunschäden auslösen. Masern befallen Lymphozyten und verursachen eine unspezifische Supprimierung der CMI. Sie können im Organismus persistieren und die subakute sklerosierende Panenzephalitis (SSPE) hervorrufen. Auch die Multiple Sklerose wird von manchen Forschern für eine Erkrankung dieses Typus' gehalten.

Rubella (Röteln). Mittelgroß; RNA. Eine leichte Erkrankung, die jedoch dafür gefüchtet ist, daß sie in den ersten vier Monaten der Schwangerschaft schwere Schäden beim Foetus verursachen kann. Ein Impfstoff aus attenuierten Viren erzielt eine gute Abwehrlage.

Rabies (Tollwut). Groß; RNA. Befall des ZNS, gewöhnlich nach einem Hundebiß. Die passive Immunisierung (Antikörper) kann lebensrettend sein.

Arboviren („arthropod-borne" = von Insekten übertragen; z. B. Gelbfieber). Klein; RNA. Gelangen über das Blut in die Leber, wo sie zur Gelbsucht führen. Mit einem Impfstoff läßt sich gute Immunität erzielen.

Enteroviren (z. B. Poliomyelitis). Klein; RNA. Vom Immunsystem nur während der Phase des Eindringens über den Darm sowie bei Lysis der Wirtszelle „erkannt" und daher empfindlich für Antikörper (IgA), nicht aber für die zellvermittelte Immunantwort.

Rhinoviren (Schnupfen). Klein; RNA. Wie auch bei den Adenoviren gibt es zu viele verschiedene Serotypen, um eine effektive Abwehr zu ermöglichen.

Hepatitis. Kann von wenigstens zwei Viren verursacht werden: infektiöse Hepatitis (A) und Serum-Hepatitis (B). Bei der letzteren kommt es zum Auftreten von Immunkomplexen und Autoantikörpern sowie dem Persistieren von Viren in „Carriern", ganz besonders in tropischen Breitengraden, wo Hepatitis häufig assoziiert ist mit Leberzirrhose und Leberkrebs.

Arenaviren (Lassa-Fieber). Mittelgroß; RNA. Eine beim Menschen häufig tödlich verlaufende Erkrankung mit Ratten als Erregerreservoir. Eine ziemlich ähnliche Zoonose ist die Marburg-Viruskrankheit (Affen).

Retroviren (Tumoren). RNA; enthalten Onkogene, die eine maligne Transformation der infizierten Zelle bewirken. Die „human T-cell leukemia"-Viren (HTLV) und das "human immunodeficiency"-Virus (HIV) gehören in diese Gruppe. HIV bedient sich des T4-Moleküls als Rezeptor und befällt daher hauptsächlich Helfer-T-Lymphozyten.

Trachom. Chlamydien der Psittakose-Lymphogranuloma-Gruppe. Die dabei auftretende Vernarbung der Konjunktiven könnte auf eine überheftige zellvermittelte Immunantwort zurückzuführen sein.

Typhus exanthematicus (endemisches Fleckfieber) und andere Rickettsiosen werden von Erregern verursacht, die – wie Tuberkelbakterien – in Makrophagen überleben können.

Kuru. Extremes Beispiel einer „slow virus"-Erkrankung, die zu progressiver Hirnschädigung führt und i. d. R. nur durch Kannibalismus verbreitet wird.

25 Abwehr von Protozoen

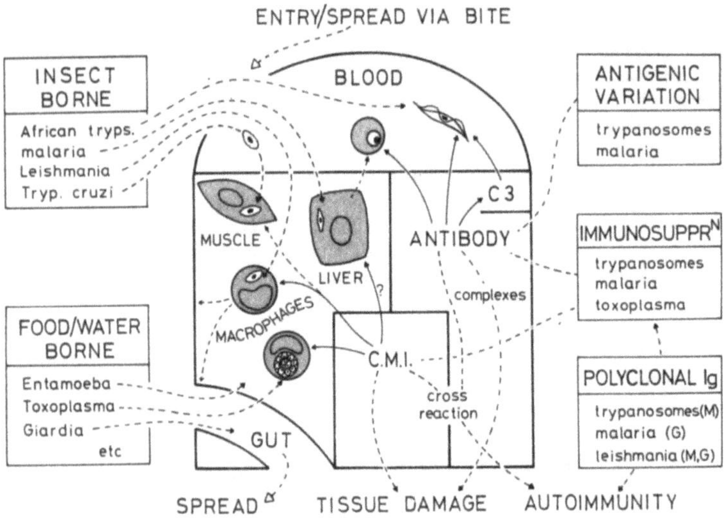

Den Menschen befallen vergleichsweise wenige Protozoen (weniger als 20), aber unter ihnen sind vier der übelsten aller Parasiten, was die Zahl der Infizierten und den Schweregrad der Erkrankung betrifft: Malaria, die amerikanische und die afrikanische Trypanosomiasis sowie die Leishmaniasis (links oben). Eine Kombination von Strategien, wie wir sie auch bei Bakterien und Viren finden, macht diese Protozoen so bösartig: **Verbreitung** über weite Entfernungen hinweg durch Insekten als Vektoren (vgl. Pest, Typhus, Gelbfieber), **intrazelluläre** Lebensweise (in der Abb. schattiert; vgl. Tuberkulose, Viren), **Variation ihrer antigenen Eigenschaften (antigenic variation,** vgl. Grippe) und **Immunsuppression (immunosuppression,** vgl. Masern). Diese „Strategien" sind jedoch bei Protozoen so hoch entwickelt, daß eine vollständige, erworbene Resistenz nur ganz selten vorkommt und die tatsächlich wirksamen Abwehrmechanismen häufig nicht mehr erreichen, als die Parasitenzahl niedrig („Präimmunität") und den Wirt am Leben zu halten – ganz zum Vorteil des Parasiten. Dementsprechend stellt eine Impfung kein besonders überzeugendes Konzept zur Bekämpfung von Protozoen dar, zumal einige Symptome dieser Erkrankungen eher auf die Immunantwort selbst als auf den Parasiten zurückzuführen sind.

Im Unterschied dazu rufen die den Darm (gut) befallenden Protozoen (unten links) im allgemeinen ziemlich milde verlaufende Erkrankungen hervor, es sei denn, die Abwehr des Wirtes ist geschwächt. Solche Mikroorganismen, die nur bei abwehrgeschwächten Patienten zu Problemen führen, werden als „Opportunisten" bezeichnet. Dazu gehören Bakterien (Pseudomonas, Listerien), Viren (Zytomegalie- und Herpes simplex-Virus) sowie Pilze (Candida) und Protozoen (Pneumozystis, Toxoplasma). Das Auftreten dieser opportunistischen Infektionen legt beredtes Zeugnis für die unaufdringliche Effizienz des normal arbeitenden Immunsystems ab.

Afrikan. Trypanosomen (african tryp.). T. gambiense und T. rhodesiense, beide von der Tsetse-Fliege übertragen, sind die Erreger der Schlafkrankheit in West- bzw. Ostafrika. Die im Blut auftretende Trypanosomenform ist zwar für Antikörper und Komplement empfindlich, überlebt aber durch wiederholte Variation ihrer oberflächlichen Glykoproteinantigene mittels eines Gen-Umschaltungsmechanismus; die genaue Anzahl der Varianten ist unbekannt, doch könnte sie bis zu 1000 betragen. Bei der Schlafkrankheit kommt es zum gleichzeitigen Auftreten von hohen Titern unspezifischer IgM-Antikörper und einer supprimierten Antikörperantwort auf andere Antigene (wie z. B. Impfstoffe); dies könnte auf eine polyklonale B-Lymphozytenstimulierung durch ein spezielles Parasitenmolekül (vgl. bakterielle Lipopolysaccharide) zurückzuführen sein. Der Mensch ist gegenüber den Trypanosomen der Nagetiere resistent, da er über einen normalen Serumfaktor (das high-density lipoprotein; HDL) verfügt, der diese Erreger agglutiniert – ein bemerkenswertes Beispiel für natürliche Immunität.

Malaria. Plasmodium falciparum (die schwerwiegendste Form), P. Malariae, P. vivax und P. ovale werden allesamt durch Moskitos übertragen. Es gibt ein kurzdauerndes Leber(liver)-stadium, gegen das eine Impfung (evtl. Zell-vermittelten) Schutz gewähren kann, an das sich eine zyklische Invasion von Erythrozyten anschließt; in diesem Stadium sind Antikörper teilweise erfolgreich. Polyklonale IgG-Produktion und Antigenvariation der Erreger erklären möglicherweise die langsame Entwicklung einer effektiven Abwehrlage bei der Malaria. Bei bestimmten Tieren schützt Imfpung gegen das Erythrozyten- und das Gametenstadium, so daß gegenwärtig der Möglichkeit, einen Impfstoff gegen P. falciparum für Menschen herzustellen, großes Interesse gilt. Menschliche Erythrozyten, denen die Duffy-Blutgruppe fehlt oder die foetales Hämoglobin enthalten, weisen eine natürliche Resistenz gegen P. vivax bzw. P. falciparum auf. P. malariae induziert besonders oft die Ablagerung von Immunkomplexen in der Niere.

Babesien oder Piroplasmen sind von Zecken übertragene Rinderparasiten, die ein der Malaria verwandtes Krankheitsbild hervorrufen und gelegentlich den Menschen befallen, insbesondere im Anschluß an eine operative Milzentfernung oder eine immunsuppressive Therapie. Beim Rind hat sich ein Impfstoff aus abgeschwächten Erregern als außerordentlich erfolgreich erwiesen.

Theileria (Ostküstenfieber). Ebenfalls eine an Malaria erinnernde Rinderinfektion, mit der Ausnahme, daß das „Leber"-Stadium im Lymphozyten abläuft; zeichnet sich dadurch aus, daß die Erreger durch zytotoxische T-Lymphozyten abgetötet werden – sich also im Grunde genommen wie Viren verhalten.

Leishmania. Diese Gruppe umfaßt eine verwirrende Vielfalt von Parasiten, die von Sandmücken übertragen werden und in verschiedenen Tropengebieten eine noch verwirrendere Vielfalt von Krankheiten hervorruft. Diese Organismen besiedeln Makrophagen, die pathologischen Erscheinungen der Leishmania (v. a. in der Haut und den inneren Organen) hängen anscheinend von der Stärke der zellvermittelten Immunität und/oder ihrem Gleichgewicht mit der Antikörperantwort ab (vgl. Lepra). Die kutane Leishmaniose in Afrika fällt dadurch auf, daß sie einen Selbstheilungsprozeß in Gang setzt und anschließend zu Resistenz gegenüber weiterer Infektion mit Leishmania führt. Dieses Beispiel für einen biologischen Schutzmechanismus ist im Mittleren Osten anscheinend seit vielen Jahrhunderten bekannt und als „Leishmanisation" in praktischem Gebrauch. Aus Mäuseexperimenten gibt es Anhaltspunkte dafür, daß die Resistenzentwicklung durch Suppressor-T-Lymphozyten und auch durch bestimmte genetische Einflüsse innerhalb der Makrophagen verhindert werden kann.

Trypanosoma cruzi. Der Erreger der Chagas-Krankheit in Mittel- und Südamerika wird durch den Kot von geflügelten, blutsaugenden Raubwanzen übertragen und befällt eine Reihe verschiedener Zellen, vornehmlich Herzmuskelzellen und autonom-nervöse Ganglien. Es spricht einiges dafür, daß die bei der Chagas-Krankheit auftretende chronische Herzinsuffizienz durch zellvermittelte Autoimmunreaktionen gegen normale Herzmuskelzellen verursacht wird. Ähnlich ist im Bereich des Nervensystems nachgewiesen worden, daß einerseits Neurone Antigene dieses Parasiten aufnehmen können und daß andererseits tatsächlich Ähnlichkeiten zwischen Wirtszelle und Parasit bestehen. In vitro ist es gelungen, diesen Mikroorganismus durch Antikörper und Eosinophile abzutöten, doch scheint die einzige Erfolgsaussicht einer Impfung in einer Bekämpfung der im Blut zirkulierenden Erreger zu bestehen. Erfolgversprechender wäre es da schon, die armseligen Wohnbedingungen, unter denen die als Vektor fungierenden Insekten bestens gedeihen, zu verbessern.

Toxoplasma. T. gondii ist besonders beim Foeten und bei immunsupprimierten Patienten sehr virulent und befällt hauptsächlich Gehirn und Augen. Der Erreger verhindert die Bildung von Phagolysosomen und kann deshalb in Makrophagen überleben (vgl. Tuberkulose), kann allerdings durch die zellvermittelte Immunität überwunden werden. Toxoplasma aktiviert Makrophagen und supprimiert T-Lymphozyten, was unterschiedliche Auswirkungen auf die Resistenz gegenüber anderen Infektionen hat.

Entamoeba histolytica. Ruft normalerweise eine Erkrankung des Dickdarms hervor (Amöbenruhr), kann aber auch über das Blut in die Leber usw. gelangen, wo die direkte Lysis von Wirtszellen zu gefährlichen Abszessen führen kann. Bei einigen Tierarten, evtl. auch beim Menschen, kann sich ein gewisser Grad von Immunität gegenüber diesen Gewebsstadien entwikkeln, nicht jedoch gegenüber der Darmerkrankung selbst.

Pneumocystis carinii. Bei gesunden Menschen ein harmloser Bewohner der Lunge, der allerdings bei Abwehrschwäche (insbesondere im Rahmen von AIDS) zu einer tödlich verlaufenden Pneumonie führen kann.

Giardia, Balantidium, Isospora etc. Sind normalerweise auf den Darm beschränkte Protozoen, die zu Dysenterie führen und gelegentlich auch ein Malabsorptionssyndrom verursachen.

26 Abwehr von Würmern

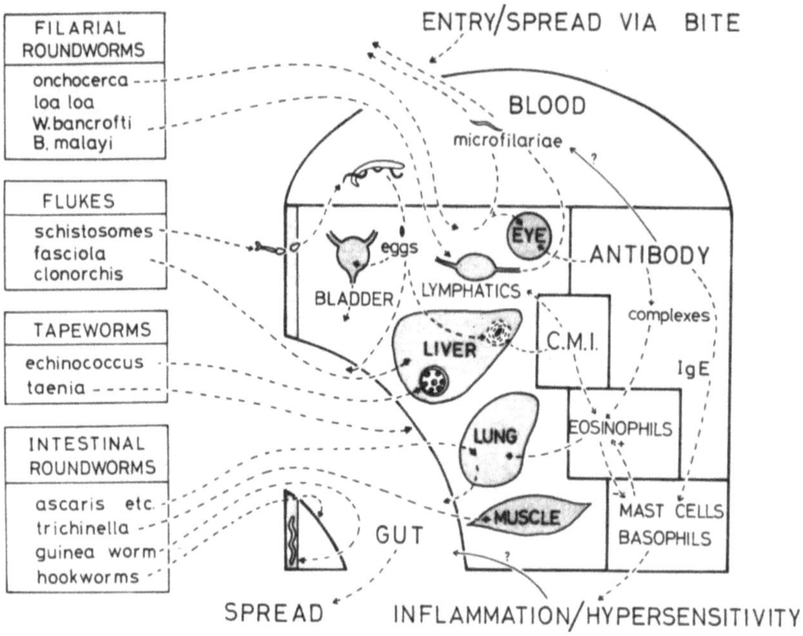

Wurmparasiten aller drei Klassen (Rund-, Band- und Plattwürmer) sind für zahlreiche Erkrankungen des Menschen verantwortlich. Drei besonders gravierende Krankheiten aufgrund von Wurminfektionen sind (links oben) Onchozerkiasis, Elephantiasis und Schistosomiasis. Deren Erreger werden von Insekten oder Schlangen als Vektoren übertragen und sind auf die Tropen beschränkt, wohingegen man sich die übrigen Würmer (links unten) überall zuziehen kann, indem man Nahrungsmittel verzehrt, die mit ihren Eiern, Larven oder Zysten kontaminiert sind. Ein besonderes Charakteristikum vieler Wurminfektionen ist der komplexe Lebenszyklus der Würmer und ihr kreislaufähnliches Wanderverhalten, in dessen Verlauf sie oft ein bestimmtes Organ bevorzugt befallen (in der Abb. schattiert).

Ein weiteres auffallendes Merkmal von Wurminfektionen ist das Vorherrschen von **eosinophilen Granulozyten** und **IgE**; infolgedessen sind Überempfindlichkeitsreaktionen (hypersensitivity reactions) in der Lunge, der Haut usw. häufig, wobei noch immer umstritten ist, ob diese jemals eine Schutzfunktion erfüllen. Da der einzelne Wurm sich nicht im menschlichen Wirt vermehrt (im Unterschied zu Protozoen, Bakterien und Viren), ist es für ihn besonders wichtig, dem Immunsystem gut widerstehen zu können. So kommt es, daß — wie bei den am besten angepaßten Protozoen (vgl. Malaria) — das Abwehrsystem oft kaum mehr bewirkt, als die Zahl der Würmer niedrig zu halten. Obwohl daher die Aussichten für Impferfolge eher düster erscheinen, hat sich eine Impfung zumindest bei bestimmten Hunde- und Rinderinfektionen als überraschend erfolgreich erwiesen.

Es gehört zu außerordentlich interessanten Erkenntnissen im Zusammenhang mit Wurminfektionen, daß sich verschiedene, ursprünglich gegen Würmer eingesetzte Medikamente (Niridazol, Levamisol, Hetrasan) als potente Immunregulatoren herausgestellt haben, die die T-Lymphozyten, das Entzündungsgeschehen und andere immunologische Komponenten stimulieren oder supprimieren können.

Eosinophile Granulozyten (eosinophils). Dürften bei Wurminfektionen drei Aufgaben haben: Phagozytose der reichlich vorhandenen Antigen-Antikörperkomplexe, Eindämmung der Überempfindlichkeitsreaktion durch Inaktivierung von Entzündungsmediatoren sowie, zumindest in vitro, auch die Abtötung von bestimmten Würmern unter Einbezug von IgE-Antikörpern. Die Eosinophilie bei Wurminfektionen ist teilweise auf chemotaktische Faktoren von Mastzellen und T-Lymphozyten zurückzuführen; T-Lymphozyten können außerdem die Produktion von Eosinophilen im Knochenmark anregen.

IgE. Würmer und sogar einige Wurmextrakte sind in der Lage, die Produktion von spezifischem und unspezifischem IgE zu stimulieren. Wenn dies auch bisher nicht bewiesen ist, könnte die dabei entstehende Entzündungsreaktion (z. B. im Darm (gut)) die Anlagerung oder das Eindringen von Würmern behindern. Manche vermuten sogar, daß die hohen IgE-Titer eine Allergie gegenüber Pollen usw. durch Mastzellblockade verhüten können.

Fadenwürmer, Nematoden (Round worms)

Fadenwürmer können als Filarien oder als intestinale Nematoden auftreten; bei ersteren können sich die Larven des ersten Stadiums („Mikrofilarien") nur in einem Insekt entwickeln, und erst das dritte Entwicklungsstadium ist für den Menschen infektiös, während bei letzteren der gesamte Entwicklungszyklus im Menschen ablaufen kann.

Filarien (filarial round worms). Onchocerca volvulus wird durch Mücken der Gattung Simulium übertragen, die die Larven in der Haut deponieren und Mikrofilarien von dort aufnehmen. Mikrofilarien befallen auch das Auge (eye), wo sie Verursacher der sog. „Flußblindheit" sind, die größtenteils ein Resultat der Immunantwort auf die Erreger sein dürfte. Im Mittleren Osten dagegen beschränken sich die pathologischen Erscheinungen dieser Filarieninfektion auf die Haut; Parasitologen und Immunologen streiten sich darüber, ob dies auf verschiedenen Erregerspezies oder auf unterschiedlicher Immunantwort beruht (vergleichbar dem Krankheitsspektrum bei Lepra). Loiasis (loaloa) hat gewisse Ähnlichkeit mit Onchozerkose, verläuft jedoch weniger schwer. Wuchereria bancrofti und Brugia malayi werden von Moskitos übertragen, die Mikrofilarien aus dem Blut aufsaugen. Die Larven besiedeln Lymphgefäße und verursachen so die „Elephantiasis", teils durch Blockade des Lymphabflusses, teils durch Induktion einer zellvermittelten Immunantwort (CMI), dabei könnten auch Bodenbestandteile (z. B. Silikate) eine Rolle spielen. Bei manchen Tieren läßt sich die Mikrofilariämie durch Antikörper unter Kontrolle bringen.

Intestinale Nematoden (intestinal nematodes). Ascaris, Strongyloides, Toxocara. Die Wanderung der Larven durch die Lunge (lung) kann eine mit Eosinophilie einhergehende Asthmasymptomatik hervorrufen. Die Larven von Trichinella spiralis können sich im Muskelgewebe als Zysten abkapseln. Im Tierversuch führen diese Würmer bei einigen Tieren zur Entwicklung einer guten protektiven Immunität. Strongyloides ist zu einer wichtigen Krankheitsursache bei immunsupprimierten Patienten geworden. Toxocara ist eine epidemiologisch bedeutsame Krankheitsursache bei Kleinkindern und kann bei älteren Kindern zu Augenschäden führen.

Dracunculus (guinea worms). Diese Würmer leben unter der Haut und können bis zu 120 cm lang werden. **Hakenwürmer (hookworms**; Ankylostoma, Necator) dringen durch die Haut in den Körper ein und leben im Dünndarm, wo sie sich von Blut ernähren und dadurch eine schwere Anämie hervorrufen. Keiner der Würmer scheint eine brauchbare Immunität zu induzieren.

Saugwürmer, Trematoden (Flukes)

Trematoden verbringen einen Teil ihres Lebenszyklus' in einer Schnecke, von wo aus die Zerkarien den Menschen dann entweder durch Penetration der Haut **(Schistosomen, schistosomes)** oder durch orale Aufnahme **(Fasciola, Clonorchis)** befallen. Die letzteren („Leberegel") besiedeln die Leber (liver), ohne zur Entwicklung einer protektiven Immunität zu führen.

Schistosomen (schistosomes). Leben und vermehren sich im venösen Blut (blood), ohne Schaden anzurichten (S. mansonii, S. japonicum: Mesenterialgefäße; S. haematobium: Harnblase), es sei denn, daß ihre Eier (eggs) zu Problemen führen, indem sie in der Leber oder den Gefäßen der Harnblase (bladder) stekkenbleiben und so zu einer heftigen granulomatösen, T-Zell-vermittelten Immunreaktion Anlaß geben. Dies führt zu einer Leberfibrose oder, im Bereich der Blase, zu der Bildung multipler Knötchen und manchmal auch zur Entwicklung von Blasenkrebs. Die erwachsenen Würmer entgehen dem Abwehrsystem, indem sie sich an ihrer Oberfläche mit von Wirtszellen abstammenden Antigenen eindecken, während sie jedoch gleichzeitig die Produktion von Antikörpern stimulieren, die dann nachfolgende Erreger in einem frühen Entwicklungsstadium zerstören können. Eosinophile, Makrophagen, IgG und IgE sind möglicherweise alle an der Abwehr von Schistosomen beteiligt. Schistosomen sezernieren eine ganze Reihe von Molekülen, die Wirtsantikörper zerstören und Makrophagen inhibieren etc., was die ausgewachsenen Würmer fast unzerstörbar macht. Diese Kombination aus Überleben der erwachsenen Würmer einerseits und Vernichtung der jüngeren Würmer andererseits wird als „konkomittierende Immunität" bezeichnet.

Fasciola. Stellen hauptsächlich ein Problem im Bereich der Viehwirtschaft dar; der Erreger lebt im Gallengang. Die dabei auftretende Immunreaktion scheint hauptsächlich Leberschäden zu verursachen, anstatt den Erreger zu beseitigen; Impfstoffe haben dementsprechend bisher nur enttäuschende Erfolge erbracht.

Clonorchis. Befällt den Menschen und ist ansonsten Fasciola ähnlich. Kann zu Gallengangskarzinomen führen.

Bandwürmer, Cestoden (Tapeworms)

Cestoden können ganz harmlos im Darm leben (z. B. **Taenia**), können aber auch gelegentlich ins Gehirn eindringen und dort absterben („Zystizerkose"), oder zystische Kolonien in der Leber ausbilden (z. B. Hydatidenzysten von **Echinokokkus**), in denen die Würmer von Antikörpern abgeschirmt leben.

27 Abwehr von Pilzen

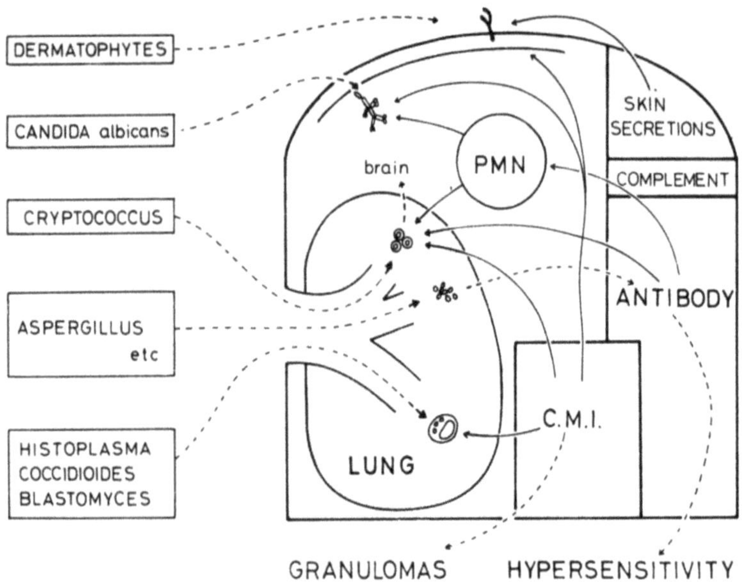

Die meisten Pilzinfektionen sind lediglich lokale Infektionen auf der Körperoberfläche (z. B. Fadenpilzerkrankungen; oben), einige wenige Pilze jedoch können ernsthafte systemische Erkrankungen hervorrufen. Diese Pilze dringen für gewöhnlich als Sporen über die Lunge (lung) in den Körper ein (Mitte links); der jeweilige Krankheitsverlauf hängt jedoch von der Art und der Intensität der Immunantwort ab. Es kann bei einem vorübergehenden Befall der Atemwege ohne klinische Symptome bleiben, aber auch zu einer schnell tödlich verlaufenden Ausbreitung im ganzen Körper oder einer heftigen Überempfindlichkeitsreaktion (hypersensitivity reaction) kommen.

Im allgemeinen bedienen sich Pilze der gleichen Überlebensmechanismen wie Bakterien: Kapseln gegen Phagozytose (z. B. Cryptococcus), Widerstandsfähigkeit gegenüber der Verdauung in Makrophagen (z. B. Histoplasma usw.) sowie Zerstörung von Granulozyten (z. B. Coccidioides). Einige Hefepilze aktivieren Komplement über den alternativen Aktivierungsweg, doch ist unbekannt, ob dies ihr Überleben im Körper beeinflußt.

Der aus immunologischer Sicht vielleicht interessanteste Pilz ist **Candida albicans** (links oben), ein häufiger und harmloser Bewohner von Haut und Schleimhäuten, der allerdings aus jeder Art von Abwehrschwächung seines Wirtes sehr schnell Vorteile zieht. Am eindrucksvollsten ist dies bei Defekten der T-Lymphozyten oder der Granulozyten (PMN) der Fall, tritt aber auch bei Patienten auf, die unterernährt oder immunsupprimiert sind, unter Eisenmangel oder Diabetes leiden, Alkoholiker sind, sich im höheren Lebensalter befinden usw. (s. Abwehrschwäche, Abb. 36).

Neutrophiler Granulozyt (PMN). Ein wichtiger Phagozyt. Wiederholt auftretende Pilz- wie auch bakterielle Infektionen können auf einen Defekt in der Zahl oder Funktion der Neutrophilen zurückzuführen sein; dieser Defekt wiederum kann genetisch oder durch Medikamente (Steroide, Antibiotika) bedingt sein. Funktionelle Defekte können die Chemotaxis beeinträchtigen („lazy leucocyte"), ebenso die Phagolysosomenbildung (Chediak-Higashi-Syndrom), die Peroxidproduktion (chronische Granulomatose) und die Funktion von Enzymen wie Myeloperoxidase. Natürlich beeinträchtigt auch ein Mangel an Komplement (complement) oder Antikörpern (antibody) die Phagozytoseleistung (s. auch Abb. 36).

Dermatophyten (dermatophytes). Sind filamentös wachsende Pilze, die Keratin verstoffwechseln und deswegen von Haut (skin), Haaren und Nägeln leben („Hautflechte"). Absonderungen (secretions) der Talgdrüsen helfen, diese Pilze unter Kontrolle zu bringen, doch auch die zellvermittelte Immunität könnte hierbei eine noch ungenau bestimmte Rolle spielen.

Candida albicans. Ein hefeähnlicher Pilz, der schwerwiegende und zur Ausbreitung neigende Infektionen von Haut und Schleimhäuten (Moniliasis), insbesondere bei abwehrgeschwächten Patienten (v. a. mit T-Lymphozytendefekten), hervorrufen kann. Mit einem sog. „Transferfaktor" haben sich bemerkenswerte klinische Erfolge (incl. Wiederherstellung einer positiven DTH-Hautreaktion) erzielen lassen. Dieser Faktor ist ein Extrakt aus normalen Leukozyten, von dem ursprünglich angenommen wurde, daß er eine spezifische T-Lymphozytenantwort in Gang setze; inzwischen wird er als antigen-unspezifisch eingeschätzt. Die genaue Rolle von T-Lymphozyten bei der Bekämpfung von Candida-Infektionen ist noch nicht klar.

Cryptococcus. Ist ein bekapselter Hefepilz, dem es gelingt, der Phagozytose zu widerstehen, sofern er nicht durch Antikörper und/oder Komplement opsonisiert wird (vgl. Pneumokokken usw.). Der Befall von Gehirn (brain) und Meningen mit Cryptococcus stellt eine sehr ernstzunehmende Komplikation bei abwehrgeschwächten Patienten dar.

Aspergillus und andere sporenbildende Pilze aus feuchtem Heu usw. können in die Lungenalveolen gelangen, dort die Produktion von Antikörpern stimulieren und nachfolgend eine schwere Überempfindlichkeitsreaktion induzieren („farmer's lung"), an der sowohl IgG als auch IgE beteiligt sein können. Aspergillus bereitet besonders häufig bei Tuberkulose-Patienten Schwierigkeiten.

Histoplasma (Histoplasmose), **Coccidiodes** (Kokzidiomykose) und **Blastomyces** (Blastomykose) verursachen ähnliche Lungenerkrankungen (besonders in Amerika), die entweder spontan ausheilen, zu einer körperweiten Ausstreuung der Erreger oder zu einer chronischen Granulomatose mit Lungenfibrose führen, jeweils in Abhängigkeit von der Abwehrlage des Patienten. Diese offenkundige Ähnlichkeit mit Tuberkulose und Lepra unterstreicht noch einmal die Beobachtung, daß es die jeweiligen Überlebensmechanismen der Mikroorganismen sind (in diesem Falle Resistenz gegenüber der Verdauung in Makrophagen), die die klinischen Charakteristika der betreffenden Krankheit bestimmen und nicht etwa ihre Gruppenzugehörigkeit in der biologischen Klassifizierung.

28 Tumorabwehr

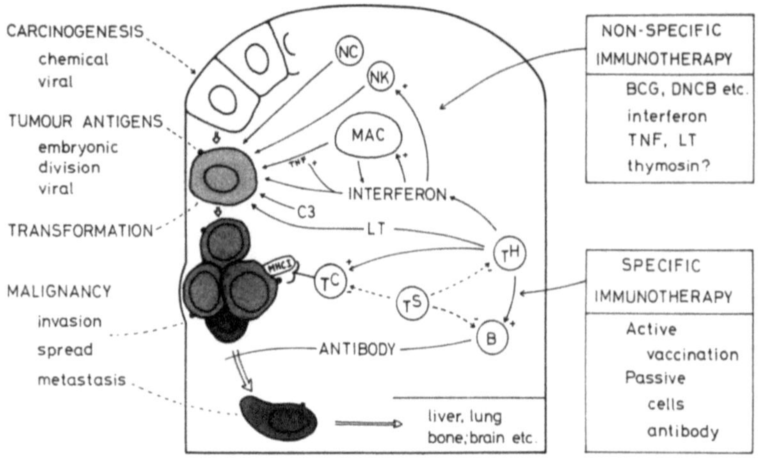

Wieviel die Immunologie zur Bekämpfung des Krebses wird beitragen können, läßt sich angesichts unseres gegenwärtigen Kenntnisstandes nur schwer vorhersagen. In ihrer Beziehung zum Wirt verhält sich nämlich eine Tumorzelle ähnlich wie ein sehr virulenter Parasit, allerdings mit einigen zusätzlichen Charakteristika. Zu den parasitenähnlichen Mechanismen, die der Tumorzelle helfen, ihrer Eliminierung zu entgehen, gehören: **schwache Antigenizität** und ausgedehnte Kreuzreaktion mit Eigenantigenen, **Immunsuppression**, Sezernierung **löslicher Antigene**, Antigen-Antikörper-**Komplexe** und **Antigenvariierung**. Im Gegensatz zu Parasiten jedoch sind spontan entstehende Tumoren völlig einzigartige Zellindividuen, deren jeweiliger Entstehungsmechanismus in der Regel unbekannt ist und denen leider der „Sinn für Selbsterhaltung durch Erhaltung des Wirtes", wie er für die gut angepaßten Parasiten kennzeichnend ist, fehlt (Tumoren verhalten sich damit eher wie virulente Zoonosen).

Dennoch gibt es auch Anlaß zur Hoffnung. Die meisten Tumoren sind in der Tat antigen wirksam (wenn auch nur schwach), und im Tierversuch läßt sich häufig eine spezifische Immunisierung gegen deren Tumorantigene erzielen. Abwehrgeschwächte oder immundefekte Patienten entwickeln in bestimmten Geweben mehr Tumoren (Mäuse mit T-Zell-Defizienz tun dies allerdings nicht). Bei Tieren mit wachsenden Primärtumoren lassen sich sowohl Zellen, die in vitro Tumoren abtöten, als auch Abstoßung von sekundären Tumorimplantaten („konkomittierende Immunität") nachweisen. Am ermutigendsten ist es jedoch, daß sich Tumoren gelegentlich spontan oder nach nur teilweiser chirurgischer oder chemotherapeutischer Zerstörung zurückbilden.

Im Hinblick darauf, welche Mechanismen bei der Tumorabwehr wirksam sind oder wirksam gemacht werden könnten, hat sich ein Meinungswechsel vollzogen. Monokausale Theorien wie die der „T-Zell-Überwachung" (T cell surveillance; aus dem Versuch entstanden, die Transplantatabstoßung zu erklären) sind zugunsten des Konzepts verlassen worden, daß sowohl Mechanismen der natürlichen (oben) als auch der adaptativen Immunität (unten) an der Abwehr verschiedener Tumoren beteiligt sein dürften – ganz wie dies bei der Infektionsabwehr zu beobachten ist.

Karzinogenese; Tumorantigene (carcinogenesis; tumour antigens). Bei Mäusen induzieren bestimmte Chemikalien wie z. B. Methylcholanthren häufig Tumoren, die jeweils einzigartige („idiotypische") Antigene aufweisen, während von Viren induzierte Tumoren (z. B. Polyoma) für das betreffende Virus charakteristische Antigene gemeinsam haben. Beide Arten von Antigenen können Immunität gegenüber nachfolgenden Expositionen mit dem induzierenden Agens erzeugen; sie werden dann als Tumor-spezifische Transplantations-Antigene (TSTA) bezeichnet. Beim Menschen sind bisher nur drei Viren – allesamt DNA-Viren – als potentielle Tumorinduktoren gesichert: EBV (Burkitt-Lymphom), CMV (Kaposi-Sarkom) und Papillomaviren, doch könnten auch RNA-Retroviren für viele andere Fälle von Tumorentwicklung verantwortlich sein, da sie zelleigene Onkogene aktivieren.

Embryonale Antigene (embryonic antigens). Fehlen auf normalen Zellen des Erwachsenen, können aber wieder exprimiert werden, wenn es zur malignen Transformation dieser Zellen kommt. Beispiele (die auch diagnostische Bedeutung gewonnen haben) sind das carcino-embryonale Antigen (CEA; Kolon) und das alpha-Foetoprotein (Leber). Während der **Zellteilung (division)** auftretende sowie für ein bestimmtes **Stadium** der Zellreifung charakteristische Antigene können bei Tumoren gehäuft auftreten, während sie bei normalen Geweben extrem selten vorkommen (Beispiel: „Stammzell"-Antigen bei der akuten lymphoblastischen Leukämie).

Natürliche Immunität (Natural Immunity)

Mac, NK. Makrophagen und NK-Zellen (s. Abb. 9) können in vitro das Wachstum mancher Tumoren verhindern („Zytostase") oder sogar Tumorzellen abtöten („Zytolyse"), insbesondere nachdem sie aktiviert sind. Da es keine Belege dafür gibt, daß diese Abwehrzellen Malignität als solche erkennen können, scheint diese in vitro-Beobachtung nur eine Art von allgemeiner Wachstumskontrollfunktion widerzuspiegeln. Bei Tierexperimenten hat sich inzwischen gezeigt, daß eine extreme Makrophagenaktivierung zur Freisetzung von Faktoren führen kann, die tatsächlich einige Tumoren in vivo töten. Dazu gehört der Tumor-Nekrose-Faktor (TNF), der viele weitere Effekte hat (incl. Gewichtsverlust) und synergistisch mit **Interferon** (IFN) wirken kann. γ-IFN ist auch bei der Aktivierung von Makrophagen und NK-Zellen von Bedeutung. Manche Tumorzellen können anscheinend **Komplement** über den alternativen Weg aktivieren. Dieser Umstand ebenso wie die anderen o. g. Mechanismen könnten evtl. erklären, warum Mäuse ohne Thymus trotz ihres T-Zell-Defektes eine so erstaunliche Resistenz gegenüber spontan auftretenden Tumoren zeigen.

Adaptative Immunität (Adaptive Immunity)

Antikörper (antibody). Wie bei den Mikroorganismen, ist auch bei Tumoren die Wahrscheinlichkeit, daß Antikörper wirkungsvoll eingesetzt werden können, beim Vorliegen von freien Zellen (Leukämie, Tumormetastasen) größer als bei kompakten Zellmassen. Antikörper können allerdings auch Tumorwachstum fördern („enhancement"), und zwar wahrscheinlich durch Bildung von Immunkomplexen mit löslichen Tumorantigenen und Blockade von T-Zell-vermittelter Zytotoxizität. Speziell für die Erzeugung besonders kräftiger Antikörperantworten herangezüchtete Mäuse sind interessanterweise resistenter gegenüber der Entwicklung von chemisch induzierten Karzinomen als Mäuse mit einer genetisch programmierten gesteigerten Makrophagenaktivität.

Zellvermittelte Immunität (CMI). In vitro lassen sich oft zytotoxische T-Lymphozyten nachweisen; bei Mäusen können diese Zellen auch manchmal Tumoren in vivo eliminieren. Einige Tumoren entgehen diesen Abwehrzellen, indem sie die Expression ihrer Klasse-I-MHC-Antigene vermindern. T^H können Makrophagen aktivieren und Lymphotoxin (LT) sezernieren, ein TNF-ähnliches Molekül. Es gibt andererseits die Theorie, daß schwache T-Zell-Reaktionen das Wachstum von Tumoren sogar stimulieren können.

Suppression. Suppressor-T-Lymphozyten können nachweislich das Wachstum von UV-Licht-induzierten Hauttumoren fördern. Patienten mit einem Burkitt-Lymphom weisen die gleichen hohen Antikörpertiter gegen das EB-Virus auf, wie sie auch bei der infektiösen Mononukleose anzutreffen sind. In diesem Zusammenhang bietet sich folgende Erklärung an: Tumoren der B-Lymphozyten bei EBV-Infektion können sich deshalb entwickeln, weil es zu einer Supprimierung der normalen, kurativen zytotoxischen T-Lymphozytenantwort kommt – wobei Malaria die wahrscheinlichste Ursache dafür ist.

Unspezifische Immuntherapie (Non-specific Immunotherapy)

BCG (ein abgeschwächtes Tuberkelbakterium) ist gegen Melanome, Sarkome usw., insbesondere in Kombination mit anderen Behandlungsformen, eingesetzt worden. Der immunologische Haupteffekt von BCG scheint in der Aktivierung von Makrophagen zu liegen, doch könnte BCG auch NK-Zellen beeinflussen. Gegenwärtig wird eine riesige Palette von bakteriellen und anderen immunstimulierenden Agenzien auf ihre Antitumoraktivität hin getestet (s. Abb. 37).

DNCB (Dinitrochlorobenzol) löst eine starke Überempfindlichkeitsreaktion vom verzögerten Typ aus und ist zum Zwecke einer unspezifischen Schädigung von lokalen Hauttumoren eingesetzt worden, wohingegen zur allgemeinen Verbesserung der T-Zell-Reaktivität eher Transferfaktor, Thymosin und verschiedene Medikamente (z. B. Levamisol) befürwortet werden.

Spezifische Immuntherapie (Specific Immunotherapy)

Impfung (vaccination) mit bestrahlten oder enzymbehandelten Zellen, Zellhybriden usw. hat sich bei Tierversuchen als außerordentlich erfolgreich erwiesen, wenn sie vor der Tumorinduktion eingesetzt wird, könnte aber auch bei Tumorpatienten im Anschluß an eine Chemotherapie oder Operation von Vorteil sein.

Passive Impfung. Antikörper könnten theoretisch in der Lage sein, blockierende Antigene zu entfernen und die T-Zell-Funktionen zu fördern. Es sind auch gegen Patiententumoren sensibilisierte Zellen ausprobiert worden, doch ergibt sich dabei das Problem der Abstoßung dieser Zellen. Gegen TSTA gerichtete und an toxische Medikamente gekoppelte monoklonale Antikörper könnten evtl. die Tumorabtötung fördern (beruht auf dem gleichen Prinzip wie der „Antigen-Selbstmord" im Rahmen der spezifischen Immunsuppression; s. Abb. 34). Mit Hilfe antiidiotypischer Antikörper konnte das Fortschreiten von B-Lymphozyten-Leukämien hinausgezögert werden.

29 Schädliche Immunität: ein Überblick

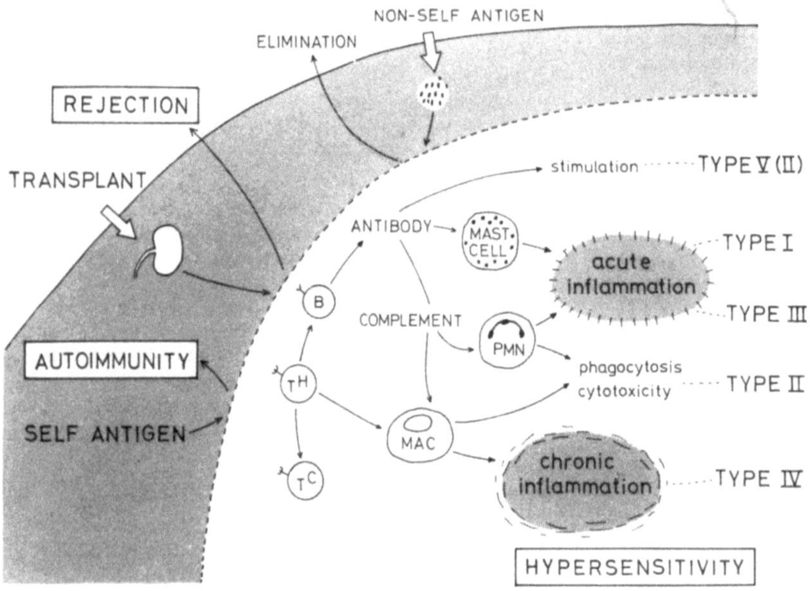

Bisher haben wir uns hauptsächlich mit der Schutzfunktion des Immunsystems in der Abwehr von Infektionen beschäftigt (oben) und haben erkannt, daß seine Wirksamkeit auf zwei Haupteigenschaften zurückzuführen ist: (1) die große Bandbreite von Antigenen, die es spezifisch erkennen und im Gedächtnis behalten kann, und (2) die starken unspezifischen Abwehrmechanismen, die es zur Eliminierung der Mikroorganismen mobilisieren kann.

Diese Abwehrinstrumente des Immunsystems können sich aber auch gegen den eigenen Körper wenden. (1) Die weitreichende Spezifität macht es erforderlich, daß ein Angriff auf Eigenantigene (self antigen) wirksam unterdrückt wird (das Problem der **Autoimmunität, autoimmunity**; links unten). Hinzu kommen Fälle, wo die Eliminierung von Fremdmaterial nicht erwünscht ist (das Problem der **Transplantatabstoßung, rejection**; links oben). (2) Die unspezifischen Abwehrmechanismen (Komplement, Makrophagen, Granulozyten und andere Entzündungsparameter; Bildmitte) können nicht immer exakt gegen das eigentliche Ziel gerichtet werden, sondern ziehen u. U. die Gewebe in der Nachbarschaft in Mitleidenschaft (das Problem der **Überempfindlichkeit, hypersensitivity**).

Leider hat es nie eine sehr systematische Nomenklatur für diese **immunpathologischen** Reaktionen gegeben. Ursprünglich wurde jeder Hinweis auf eine veränderte Reaktivität gegenüber einem Antigen (nach vorangegangenem Antigenkontakt) als „Allergie" bezeichnet. Der Begriff „Überempfindlichkeit" (Hypersensibilität) war anfangs zur Kennzeichnung der den Wirt schädigenden Effekte gedacht und wurde in die Gruppen „Sofortreaktion" und „verzögerte Überempfindlichkeitsreaktion" unterteilt (je nach der Zeitspanne bis zum Auftreten einer Reaktion in häufig ganz harmlosen Hauttesten). Mit zunehmendem Wissen konnten die Reaktionen dann auf der Grundlage der beteiligten Immunmechanismen klassifiziert werden, worauf sich auch das einflußreiche Schema von Gell und Coombs stützt (Typen I bis IV; rechts), in dem „Allergie" und „Überempfindlichkeit" ihre ursprüngliche Bedeutung beibehalten, der letztere Begriff aber zusätzlich Autoimmunität und Transplantatabstoßung mitumfaßt.

Inzwischen jedoch verwenden die meisten Immunologen „Allergie", dem Alltagssprachgebrauch entsprechend, als Ausdruck für eine Überempfindlichkeitsreaktion vom Typ I, z. B. gegenüber Pollen. Was wirklich fehlt, ist ein historisch unbelasteter Terminus, der diejenigen Aspekte schädlicher Immunität abdeckt, bei denen wir es nicht mit dem Phänomen der spezifischen Erkennung zu tun haben, der also Autoimmunität und Transplantatabstoßung ausschließt. Bis dahin ist es am zweckmäßigsten, bei der Betrachtung immunologisch verursachter Gewebsschäden sowohl die spezifischen Erkennungs- als auch die unspezifischen Effektormechanismen im Auge zu behalten.

T^H. Helfer-T-Lymphozyten, ihr „Erkennen" von Carrierdeterminanten ermöglicht die Antikörperantwort durch B-Lymphozyten und die Aktivierung von Makrophagen. Es gibt kaum Belege dafür, daß Helfer-T-Lymphozyten in vivo jemals auf völlig unveränderte Eigenantigene reagieren (s. jedoch Abb. 20, 33).

B. B-Lymphozyt. Selbst gesunde Tiere haben B-Lymphozyten, die viele (wenn auch wahrscheinlich nicht alle) „Selbst"-Determinanten erkennen können (in der Abb. schattiert). Durch kreuzreagierende Antigene können diese Lymphozyten auf die Produktion von Autoantikörpern umgeschaltet werden, wenn gleichzeitig Helfer-T-Lymphozyten auf dem betreffenden Antigen „Nicht-Selbst"-Determinanten erkennen (z. B. Medikamente, virale Antigene; Details in Abb. 33).

T^C. Zytotoxischer T-Lymphozyt, der in der Lage ist, fremde oder veränderte Eigenantigene anzugreifen und die betreffenden Trägerzellen abzutöten. In vitro kann es zwar zur Zytotoxizität gegenüber „reinen" Eigenantigenen kommen, doch ist dieses Phänomen in vivo bisher nie klar demonstriert worden, wahrscheinlich weil es sich so leicht blockieren läßt.

Mastzelle (mast cell). Gewebszelle mit basophilen Granula, die vasoaktive Amine usw. enthalten, welche beim Kontakt von Antigen mit passiv erworbenen, membranständigen Antikörpern (IgE) ausgeschüttet werden können, was zu einer sehr schnellen Entzündungsreaktion führt – lokal („Allergie") oder systemisch („Anaphylaxie").

Immunkomplexe. Die Grundlage aller Antikörperfunktionen ist die Verbindung von Antikörper mit Antigen. Werden die dabei resultierenden Immunkomplexe nicht phagozytiert, sondern zirkulieren in löslicher Form im Blut, kann es über die Aktivierung von Komplement, Neutrophilen oder Thrombozyten zu Gewebsschäden kommen.

Komplement (complement). Ist für die gewebsschädigenden Auswirkungen von Antigen-Antikörper-Interaktionen verantwortlich, aber eben auch für deren nützliche Effekte bei der Abwehr von Mikroorganismen. Die Entzündungseffekte sind hauptsächlich auf die Anaphylatoxine (C3a und C5a) zurückzuführen, die auf Mastzellen einwirken, während Opsonisierung (durch C3b) und Lysis (durch C5–9) bei der Zerstörung von transplantierten Zellen und (mittels Autoantikörpern) von Autoantigenen eine wichtige Rolle spielen.

Neutrophiler Granulozyt (PMN). Neutrophile Leukozyten werden durch komplementvermittelte Chemotaxis schnell an den Ort eines Entzündungsgeschehens gelockt, wo sie Immunkomplexe phagozytieren. Ihre lysosomalen Enzyme können zur Gewebszerstörung führen, wie dies z. B. beim klassischen Arthus-Phänomen der Fall ist.

Thrombozyten. Antigen-Antikörperkomplexe binden sich an Thrombozyten und bewirken deren Aggregation; dadurch kommt es sowohl zur Gefäßobstruktion als auch zur Freisetzung vasoaktiver Amine. Plättchenaggregate sind übrigens ein auffälliges Merkmal der Abstoßungsreaktion von Nierentransplantaten.

MAC. Makrophagen können – vor allem von T-Lymphozyten – in Körperregionen mit persistierenden Antigenen gelockt und dort aktiviert werden, was zu Gewebsnekrosen und Granulombildung führt. Die verzögerte Ankunft von Monozyten und Gewebsmakrophagen in der Haut nach einer kutanen Antigeninjektion erklärt den Ausdruck „Überempfindlichkeitsreaktion vom verzögerten Typ".

Überempfindlichkeitsreaktionen; Klassifizierung nach Gell und Coombs (Types of Hypersensitivity)

I. Soforttyp (anaphylaktisch; Akuttyp; Reagin-Typus): durch IgE und manchmal auch IgG vermittelt, Interaktion zwischen Antikörper und Mastzelle. Beispiel: Heuschnupfen.

II. Antikörpervermittelter Typ (zytotoxisch): durch IgG oder IgM vermittelt, zusammen mit Komplement, K-Zellen oder Phagozyten. Beispiele: Bluttransfusionsreaktion; viele Autoimmunerkrankungen. Hier könnte man argumentieren, daß es sich dabei nicht um eine „echte" Überempfindlichkeitsreaktion handelt, da diese Beispiele genausogut als Autoimmunphänome oder Transplantatabstoßung klassifiziert werden können (s. jedoch unter V.).

III. Immunkomplex-vermittelter Typ: Entzündungsreaktion unter Einschluß von Komplement, neutrophilen Granulozyten usw. Beispiele: Arthus-Phänomen; Serumkrankheit; chronische Glomerulonephritis.

IV. Zellvermittelter Typ („verzögert"; Tuberkulin-Typ): T-Lymphozyten-abhängige Rekrutierung von Makrophagen, Eosinophilen usw. Beispiele: tuberkuloide Lepra; Leberzirrhose bei Schistosomiasis; viral verursachte Hautausschläge; Abstoßung von Hauttransplantaten.

V. Stimulatorischer Typ: eine kürzlich vorgeschlagene Kategorie zur Abtrennung der zuvor als Typ II klassifizierten Überempfindlichkeitsreaktionen, bei denen Antikörper eine bestimmte Zellfunktion direkt stimulieren. Beispiel: Stimulation des TSH-Rezeptors von Schilddrüsenzellen bei M. Basedow (Autoimmunthyreoiditis). Der Vollständigkeit halber wird man auch noch zwei weitere Reaktionstypen irgendwo unterbringen müssen: die „blockierenden" und „verstärkenden" (enhancing) Antikörper im Rahmen der Tumorabwehr sowie die polyklonale B-Zell-Aktivierung (z. B. bei der Trypanosomiasis), beide zweifelsohne den eigenen Körper schädigende Immunreaktionen.

30 Anaphylaxie und Allergie

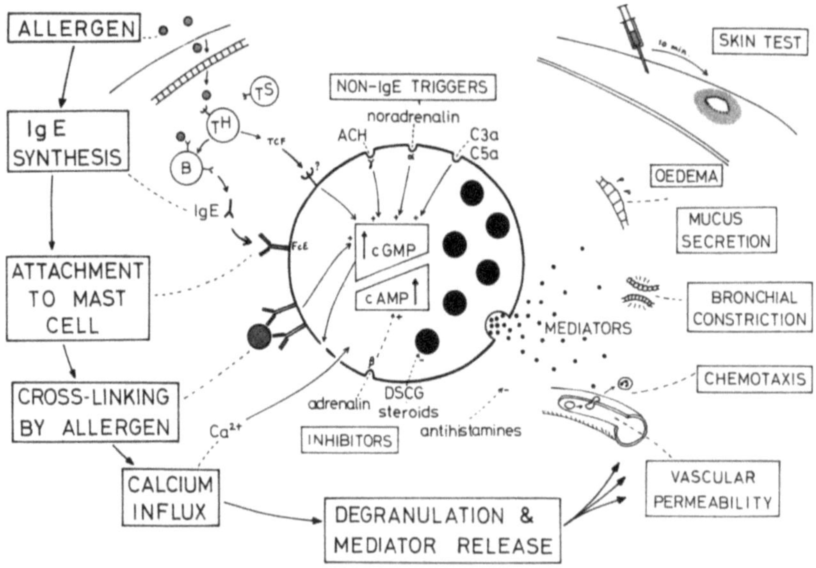

Die mit Abstand häufigste Überempfindlichkeitsreaktion ist die vom Typ I nach Gell und Coombs. Sie umfaßt nicht nur **allergische** Alltagsphänomene wie Heuschnupfen, Ekzem und Urtikaria, sondern auch die seltenen, aber lebensbedrohlichen **anaphylaktischen** Reaktionen auf Bienenstiche, Penicillinanwendung etc. Beiden Fällen liegt eine plötzliche Degranulierung (degranulation) von **Mastzellen** zugrunde, die – getriggert durch spezifische Antikörper der **IgE**-Klasse – **Entzündungsmediatoren** freisetzen (mediator release). Hier handelt es sich also um das Beispiel einer akuten Entzündungsreaktion (wie sie in Abb. 6 beschrieben wurde), mit dem Unterschied, daß der Auslöser nicht eine Verletzung, sondern ein bestimmtes Antigen ist. Eine massive Freisetzung von Entzündungsmediatoren (Anaphylaxie) führt zu Bronchospasmus, Erbrechen, Hautausschlag, Ödemen im Bereich der Nase und des Kehlkopfes sowie Kreislaufzusammenbruch und kann tödlich sein; wohingegen bei einer mehr lokal beschränkten Freisetzung das eine oder andere dieser Symptome vorherrscht, in Abhängigkeit von der dem Antigen ausgesetzten Region.

Antigene, die diese Überempfindlichkeitsreaktionen auslösen, sind als „Allergene“ bekannt, und Menschen, die besonders unter Allergien zu leiden haben, werden als „Atopiker“ bezeichnet. Hierbei handelt es sich in der Regel um ein vererbtes Merkmal, dem eine Reihe verschiedener konstitutioneller Anomalien zugeschrieben worden ist. Zur Erklärung für diese unangenehmen und anscheinend nutzlosen Formen einer Immunantwort ist angeführt worden, daß diese Mechanismen noch aus einer Zeit stammen, als Wurminfektionen eine ernsthafte Bedrohung für das Überleben der Art im Evolutionsprozeß waren. Die Entzündungsreaktion selbst ist natürlich ein unschätzbar wertvoller Teil der Antwort auf Verletzung und Infektion; und ganz besonders dort, wo die Schädigung minimal ist (wie z. B. beim Eindringen von Würmern in den Darm), liefert IgE einen schnellen und spezifischen Triggermechanismus, vermehrt Blutzellen etc. in das betroffene Gebiet zu lenken.

Entzündungsgeschehen und Emotionen sind über das autonome Nervensystem eng miteinander verknüpft, hauptsächlich über den Einfluß sympathischer (α und β) und parasympathischer (γ) Rezeptoren auf die intrazelluläre Konzentration der zyklischen Nukleotide AMP und GMP, die ihrerseits eine wichtige Rolle bei der Regulierung von Zellfunktionen spielen – im Falle der Mastzellen bei der Freisetzung von Entzündungsmediatoren. Komplementaktivierung (vgl. Abb. 31) und Gewebstrauma (vgl. Abb. 6) können außerdem direkt die Degranulierung von Mastzellen auslösen.

IgE. Die meisten Antikörper vom Reagin-Typ (hautsensibilisierend, homozytotrop) sind IgE-Antikörper. IgE stellt normalerweise weniger als 1/10 000 des Gesamt-Ig, bei Allergikern oder bei Patienten mit Wurminfektionen kann der IgE-Spiegel aber bis zu 30 mal höher und der spezifische Antikörperspiegel sogar 100 mal höher sein. Die Bindung des Fc-Anteils von IgE an den IgE-Rezeptor auf Mastzellen und Basophilen (Fc_ε) und die anschließende Vernetzung (cross-linking) von nebeneinanderliegenden IgE-Molekülen durch ein Antigen löst die Degranulierung der Mastzellen oder Basophilen aus. Injiziert man spezifisches Antigen in die Haut von Allergikern, führt dies innerhalb von Minuten zu einer Entzündungsreaktion – eine Hautreaktion vom „Soforttyp" (vgl. Abb. 29, I.). Diese Reaktivität gegenüber dem spezifischen Antigen kann auch durch Serum auf Meerschweinchen übertragen werden – die sog. passive kutane Anaphylaxie. IgG-Antikörper können vor Mastzelldegranulierung schützen, indem sie Allergene wirkungsvoll entfernen. Manche IgG-Unterklassen (und zwar beim Menschen IgG4) können allerdings auch vorübergehend wie IgE-Antikörper wirken.

T^H Helfer-T-Lymphozyt. Die IgE-Produktion durch B-Lymphozyten ist hochgradig T-Lymphozyten-abhängig. Außerdem gibt es einige Belege für die Existenz eines von T-Lymphozyten gebildeten Faktors (TCF), der sich – ähnlich wie IgE – an Mastzellen anlagert.

T^S Suppressor-T-Lymphozyt. IgE ist gleichzeitig sehr empfänglich gegenüber Suppressoreinflüssen, was (zusammen mit der Produktion von IgG) für die Erfolge einer Desensibilisierungstherapie durch Injektion von spezifischem Antigen verantwortlich sein könnte.

Mastzellen (mast cells) und **basophile Granulozyten** des Blutes sind sich bei oberflächlicher Betrachtung recht ähnlich, unterscheiden sich jedoch in ihrem Gehalt an Entzündungsmediatoren. Es gibt außerdem wichtige Unterschiede zwischen den Mastzellen in Lunge und Darm („Mukosa-Typ") einerseits und den anderswo in der Umgebung von Blutgefäßen angesiedelten Mastzellen („Bindegewebstyp") andererseits. Mastzellen vom Mukosa-Typ werden interessanterweise durch T-Lymphozyten reguliert (von denen sie nach Ansicht einiger Forscher sogar abstammen sollen).

Ca^{2+}. Einstrom von Calciumionen (calcium influx) in die Zelle ist vermutlich die erste Auswirkung der Vernetzung von IgE an der Mastzelloberfläche.

cAMP, cGMP. Zyklische Adenosin/Guanosinmonophosphate. Das Verhältnis der intrazellulären Konzentrationen von cAMP und cGMP zueinander reguliert verschiedene Zellaktivitäten. Calciumeinstrom in die Zelle und Aktivierung von α- und γ-Rezeptoren begünstigt einen Abfall des cAMP/cGMP-Verhältnisses und führt zur Degranulierung. Die Aktivierung von β-Rezeptoren (z. B. durch Adrenalin) hat den gegenteiligen Effekt; Atopiker können einen partiellen Defekt ihrer β-Rezeptorenfunktion haben, was eine exzessive Freisetzung von Entzündungsmediatoren möglich macht.

Entzündungsmediatoren (Mediators)

Die meisten Entzündungsmediatoren sind in fertiger Form in den Mastzellgranula gespeichert, so u. a. **Histamin**, das die Gefäßpermeabilität (vascular permeability) steigert und zur Bronchokonstriktion (bronchial constriction) führt, **chemotaktische** Faktoren für Neutrophile und Eosinophile und ein Faktor, der Thrombozyten zur Ausschüttung ihrer eigenen Mediatoren anregt. Andere Mediatoren werden nach erfolgter Triggerung der Mastzelle neugebildet (z. B. Prostaglandine und Leukotriene, die ähnliche Effekte zeigen wie Histamin, jedoch weniger rasch wirksam sind; s. Abb. 6).

Entzündungshemmer (Inhibitors)

Chromoglyzinsäure (DSCG, „Intal") und **Steroide (steroids**, z. B. Betamethason) hemmen die Ausschüttung von Mediatoren wahrscheinlich durch die Stabilisierung lysosomaler Membranen. Zu den im Rahmen von Allergien eingesetzten Medikamenten gehören außerdem **Antihistaminika (antihistamines**; sie haben allerdings keinen Einfluß auf die anderen Mediatoren), **Adrenalin**, Isoprenalin usw. (stimulieren β-Rezeptoren), Anticholinergika (blockieren γ-Rezeptoren; z. B. Atropin) und Theophyllin (hebt den intrazellulären cAMP-Spiegel an).

IgE-unabhängige Triggermechanismen (Non-IgE Triggering)

Die Komplementfaktoren C3a und C5a können eine direkte Degranulierung von Mastzellen bewirken; das gleiche gilt auch für einige Insektentoxine. Solche nicht durch IgE vermittelten Reaktionen bezeichnet man als „anaphylaktoid".

Allergische Erkrankungen (Allergic Diseases)

Ursprünglich bezog sich der Ausdruck „Atopie" nur auf Heuschnupfen und Asthma, die gewöhnlich auf in der Luft vorhandene pflanzliche oder tierische „Allergene" wie Pollen, Pilze und Milben zurückzuführen sind; umstritten ist immer noch, ob alle Asthmaformen allergisch verursacht sind. Ähnliche Allergene können jedoch auch Hautreaktionen hervorrufen (Urtikaria), und zwar entweder im Anschluß an einen direkten Hautkontakt oder nach oraler Aufnahme und Absorption. Urtikaria, die nach dem Verzehr von Schellfisch, Erdbeeren, Kuhmilch usw. auftreten, illustrieren besonders deutlich die Fähigkeit von IgE-Antikörpern, sich überall im Körper an Mastzellen anzulagern, da hier der Allergenkontakt und die entsprechende allergische Reaktion an unterschiedlichen Orten stattfinden. Es gibt inzwischen auch zunehmend Belege dafür, daß Nahrungsmittelallergien bei der Migräne u. a. eine Rolle spielen könnten.

31 Immunkomplexe und Komplement als Krankheitsursache

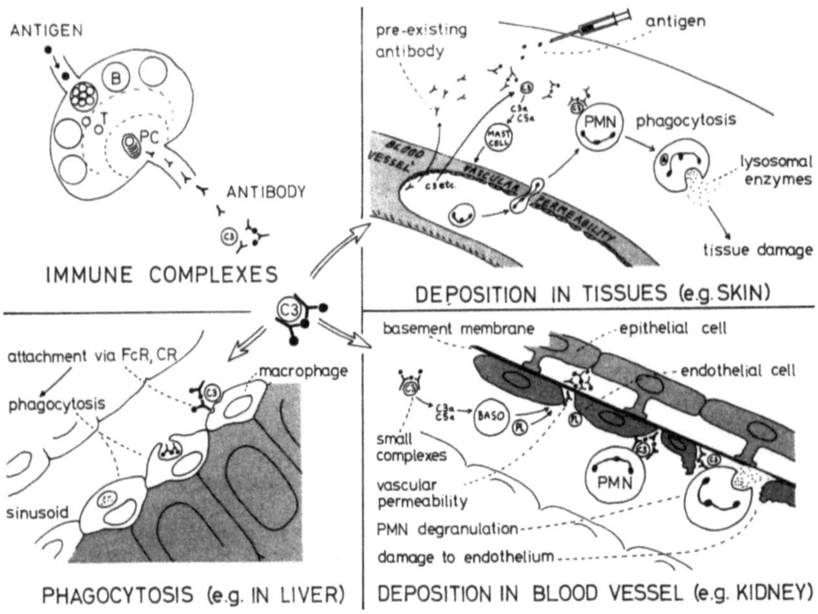

Die Abwehrfunktion der Antikörper (antibody) beruht auf ihrer Fähigkeit mit dem zugehörigen Antigen einen **Immunkomplex** zu bilden (s. Abb. 18). Normalerweise werden diese Immunkomplexe phagozytiert (links unten), was durch die Anlagerung (attachement) von Komplement an Immunkomplexe erheblich erleichtert wird. Die Bildung von Immunkomplexen ist also eine wesentliche Voraussetzung für die Beseitigung von Antigenen.

Unter bestimmten Umständen kann die korrekte Antigenbeseitigung allerdings ausbleiben, insbesondere dann, wenn die Immunkomplexe klein sind (z. B. bei einem Verhältnis von Antigen zu Antikörper von 2 : 1 oder 3 : 2). Dies kommt hauptsächlich bei einem Antigen**überschuß** vor, etwa bei persistierenden Infektionen und bei Autoimmunreaktionen oder aber, wenn die Antikörper eine sehr geringe Antigenaffinität haben. Defekte der Phagozyten oder des Komplementsystems haben ähnliche Auswirkungen.

Immunkomplexe, die nicht schnell phagozytiert werden, können zu schweren Entzündungsschäden in den Geweben (tissues, rechts oben) oder den Wänden kleiner Blutgefäße (blood vessel, rechts unten) führen, je nachdem, wo sie sich ablagern. In beiden Fällen sind **Komplementaktivierung** und von **Granulozyten** freigesetzte lysosomale Enzyme für die Schäden (damage) verantwortlich. Die Kapillaren der Nierenglomeruli sind für solche Schädigungen besonders empfänglich, so daß die Immunkomplexkrankheit die häufigste Ursache einer chronischen Glomerulonephritis ist, welche wiederum die häufigste Ursache eines Nierenversagens darstellt.

Beachte, daß eine erhöhte Gefäßpermeabilität (vascular permeability) sowohl der Ablagerung (deposition) von Immunkomplexen in den Gefäßen, als auch der Exsudation von Komplement und Granulozyten in die Gewebe vorausgeht. Dies ist auch der Grund für die engen Wechselbeziehungen zwischen den Überempfindlichkeitsreaktionen Typ I und III. Eine massive Komplementaktivierung kann außerdem zu ausgedehnten Gefäßschäden mit gleichzeitigem Auftreten von Gerinnselbildung und Blutung führen, eine sehr ernstzunehmende Komplikation bakterieller und viraler Erkrankungen (disseminierte intravasale Gerinnung).

Immunkomplexe (immune complexes). Bei Antigenüberschuß kommt es zur Bildung kleiner Immunkomplexe, wie dies in der Frühphase einer Antikörperantwort auf eine große Antigendosis, aber auch bei fortdauernder Exposition gegenüber Medikamenten oder Antigenen im Rahmen von chronischen Infektionen (z. B. Streptokokken, Hepatitis, Malaria) vorkommt; das gleiche passiert natürlich auch bei der Bildung von Autoantikörpern gegen (zumeist reichlich vorhandene) Autoantigene.

Makrophagen (macrophages) in den Sinusoiden von Leber (liver, Kuppfer-Sternzellen) oder Milz entfernen feste Teilchen aus dem Blut, einschließlich großer Immunkomplexe.

Neutrophile Granulozyten (PMN). Die wichtigsten Phagozyten des Blutes, deren Granula (Lysosomen) zahlreiche antibakterielle Enzyme enthalten. Werden diese ausgeschüttet, kommt es oft zur Schädigung benachbarter Zellen. Dies geschieht besonders häufig dann, wenn gewebsständige Immunkomplexe phagozytiert werden.

C3. Ist die Schlüsselkomponente der Komplementkaskade (s. Abb. 5). Wenn sich Immunkomplexe an C1, C2 und C4 anlagern, kommt es zur Spaltung von C3 in ein kleines Fragment (C3a), das Mastzellen und Basophile aktiviert, und ein größeres Fragment (C3b), das die Phagozytose fördert, indem es sich an entsprechende Rezeptoren auf Neutrophilen und Makrophagen anlagert. Im Anschluß daran aktivierte Komponenten dieses Systems bewirken die Bildung von chemotaktischen Faktoren, die weitere Neutrophile an den Ort des Geschehens locken. Auch über den „alternativen" Komplementaktivierungsweg kann es zur Spaltung von C3 kommen (z. B. durch bakterielle Endotoxine usw.). Das Komplementsystem verhindert außerdem die Bildung großer Immunpräzipitate und kann bereits gebildete Präzipitate auflösen.

Mastzellen (mast cells), Basophile (baso) und **Thrombozyten (PL).** Tragen durch die Ausschüttung von Histamin etc. zur gesteigerten Gefäßpermeabilität bei (s. Abb. 30).

Die glomeruläre **Basalmembran (basement membrane)** trennt, zusammen mit Endothelzellen und den extern gelegenen epithelialen „Podozyten", das Blut vom Harn. Immunkomplexe werden gewöhnlich auf der Blutseite der BM zurückgehalten, es sei denn, daß Antikörper direkt gegen die BM selbst gerichtet sind (z. B. beim Goodpasture-Syndrom, einer Autoimmunerkrankung). Kleine Immunkomplexe können dagegen die BM passieren und sich dann auf ihrer Harnseite ansammeln. Mesangiumzellen können in den subendothelialen Raum einwandern und proliferieren. Sie haben hier nur vermutlich die Aufgabe, Immunkomplexe zu entfernen. Auch das Endothel selbst kann dabei proliferieren, so daß es zur Verdickung des Glomerulums und schließlich zu dessen Funktionsverlust kommt.

Immunkomplexkrankheiten

Die klassischen Immunkomplexkrankheiten sind das **Arthus-Phänomen** und die **Serumkrankheit**; beide sieht man heute nur noch ziemlich selten. Bei der ersteren führt eine Antigeninjektion in die Haut von Tieren mit hohen Titern von spezifischen Antikörpern zu lokaler Gewebsnekrose (oben rechts in der Abb.). Zur Serumkrankheit kommt es, wenn passiv injiziertes (Anti-) Serum eine Antikörperantwort auslöst, in deren Verlauf kleinere Immunkomplexe in verschiedenen Blutgefäßen abgelagert werden. Etwa eine Woche nach der Injektion treten Fieber, Haut- und Gelenksymptome auf. Neben diesen beiden klassischen Immunkomplexkrankheiten nimmt man von folgenden Erkrankungen an, daß sie im wesentlichen auf den gleichen Pathomechanismen beruhen:

SLE. Systemischer Lupus erythematodes; Erkrankungsursache unbekannt (Viren?); Autoantikörper gegen DNA und RNA werden zusammen mit Komplement in Nieren (kidney), Haut (skin), Gelenken, Gehirn usw. abgelagert. Die Therapie besteht in Immunsuppression oder, bei schweren Fällen, in Austauschtransfusionen, um so die Zahl der Autoantikörper zu senken.

Polyarteriitis nodosa. Eine Erkrankung, die kleine Arterien in zahlreichen Organen befällt. Manche Fälle könnten auf Immunkomplexe mit Hepatitis B-Antigenen und Komplement zurückzuführen sein.

RA. Rheumatoide Arthritis. Diese Erkrankung verbindet lokale (Arthus-ähnliche) Gewebsschäden an Gelenkoberflächen mit einer generalisierten Vaskulitis. Die Ursache ist unbekannt, doch lassen sich regelmäßig Autoantikörper gegen IgG nachweisen.

Alveolitis. Wird durch Inhalation von Pilzantigenen hervorgerufen (s. Abb. 27). Sie könnte eine Art pulmonales Arthus-Phänomen darstellen.

Thyreoiditis (und vielleicht auch noch andere Autoimmunkrankheiten). Könnte durch Immunkomplex-vermittelte Organschäden (d. h. Autoantigen/Autoantikörper-Immunkomplexe) verursacht sein. Mit Hilfe feinerer Nachweismethoden für Immunkomplexe (es gibt heute mehr als zwanzig verschiedene Techniken dafür; s. Abb. 18) wird sich die Liste der Immunkomplexkrankheiten wahrscheinlich noch verlängern lassen.

32 Chronische und zellvermittelte Entzündung

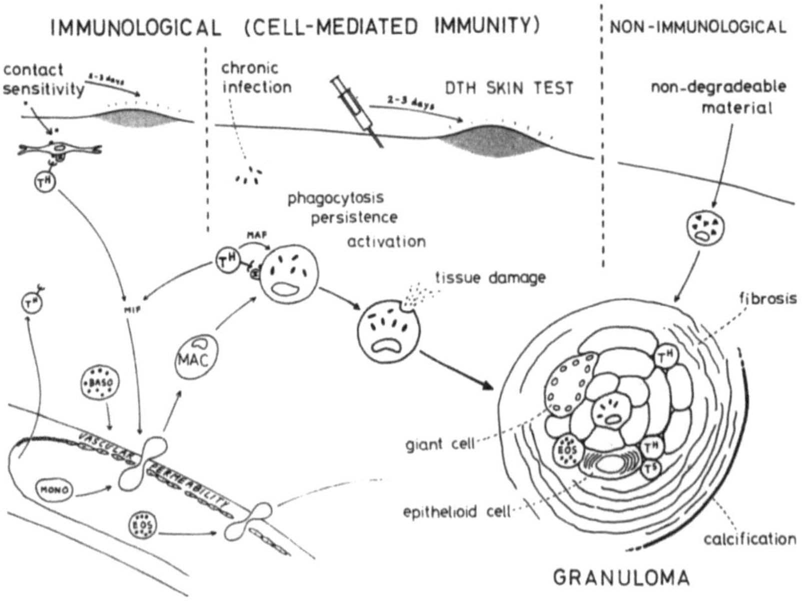

Die sog. mononukleären Zellen, **Lymphozyten** und **Monozyten** (links unten) sind nach Steigerung der Gefäßpermeabilität, Aktivierung des Komplementsystems und Einstrom von neutrophilen Granulozyten die letzten Ankömmlinge am Ort des Entzündungsgeschehens. Lymphozyten verursachen wegen ihres spezifischen Angriffsmechanismus gewöhnlich nur dann Gewebsschäden, wenn sie Eigenmaterial oder ein Organtransplantat angreifen. Monozyten und Makrophagen hingegen sind mit einer Reihe von Enzymen ausgestattet, die sie zwar normalerweise bei der Beseitigung körpereigener Abfälle (abgestorbene Gewebszellen und Granulozyten) einsetzen, mit denen sie aber auch gesunde Zellen, einschließlich anderer Makrophagen, schädigen können. Bei einem persistierenden Entzündungsstimulus kann dies zu einer wachsenden, kompakten Ansammlung von Makrophagen, einem sog. Granulom (rechts unten) führen, das ein charakteristisches Merkmal von **chronischer Entzündung** ist.

Solche Granulome können unabhängig von einer spezifischen Immunantwort auftreten (z. B. bei der Reaktion auf Fremdkörper), häufig entstehen sie jedoch mit Hilfe spezifischer T-Lymphozyten (links), die durch die Sezernierung von Lymphokinen Monozyten an den Ort des Geschehens locken, dort festhalten und aktivieren. Handelt es sich dabei um einen vornehmlich erwünschten Vorgang (wie etwa im Verlauf der Abheilung einer Tuberkuloseinfektion), sprechen wir von **„zellvermittelter Immunität"**; steht der Gewebsschaden im Vordergrund (wie z. B. bei der Kontaktdermatitis oder einer Leberzirrhose infolge einer Schistosomiasis), haben wir es mit einer **„Typ IV-Überempfindlichkeitsreaktion"** zu tun, wobei der Unterschied eine Frage der Gewichtung, nicht aber der zugrundeliegenden Pathomechanismen ist (vgl. Abb. 19). Auch die direkte Killeraktivität von zytotoxischen T-Lymphozyten wird „zellvermittelte Immunität" genannt. Da diese T-Zellen aber hauptsächlich mit Viren beladene Zellen angreifen, wäre „zellvermittelte Autoimmunität" (und bei Organtransplantaten „zellvermittelte Transplantatabstoßung") eine bessere Bezeichnung.

Zellvermittelte Immunität (Cell-mediated Immunity)

Der Kontakt zwischen rezirkulierenden T-Lymphozyten und Antigen führt zur Freisetzung von Lymphokinen, die Monozyten und andere Zellen der myeloischen Reihe anlocken und aktivieren (s. Abb. 19). Wenn diese Antigene persistieren, kann sich eine chronische Entzündung entwickeln, was besonders bei intrazellulären Infektionen der Fall ist (z. B. Tuberkulose, Lepra, Brucellose, Leishmaniasis, Schistosomiasis, Trichinose und Pilze wie Histoplasma).

Überempfindlichkeitsreaktion vom verzögerten Typ (DTH)

Wichtigstes Merkmal der zellvermittelten Immunität ist die Entwicklung von antigenspezifischem immunologischen Gedächtnis, das sich in vitro anhand der Lymphozytenproliferation oder der Ausschüttung von Lymphokinen wie MIF nachweisen läßt, während es in vivo an der Hautreaktion auf injiziertes Antigen getestet wird. Eine positive DTH-Antwort zeigt sich an einer 2–3 Tage später an der Injektionsstelle auftretenden Rötung und Schwellung (der Mantoux-Test auf Tuberkulose ist ein typisches Beispiel hierfür). Häufig korrelliert die DTH mit einer protektiven Abwehrlage, jedoch nicht immer. Manchmal stehen Basophile im Vordergrund der DTH-Reaktion und führen zu einer rascheren Immunantwort, die dann als „Jones-Mote"-Überempfindlichkeit bezeichnet wird.

Kontaktsensibilisierung (Contact Sensitivity)

Bei dieser Spielart einer DTH-Reaktion kommt es zur Anlagerung von Antigenen (gewöhnlich pflanzlicher oder chemischer Natur) an die antigenpräsentierenden Langerhans-Zellen der Haut (skin), auf die dann T-Lymphozyten reagieren. Dies führt 1–2 Tage später zu einer ekzemähnlichen Reaktion mit Ödembildung und mononukleärem Infiltrat.

Chronische nicht-immunologisch bedingte Entzündungsreaktion (Chronic non-immunological Inflammation)

Stoffe, die zwar phagozytiert, aber nicht abgebaut werden können (non-degradeable), oder für Makrophagen toxisch sind (wie z. B. Talkum, Silizium, Asbest, Baumwolle, einige Metalle und ihre Salze, Bakterienprodukte wie etwa Peptidoglykane der Zellwand von Streptokokken der Gruppe A) verursachen sogar bei Tieren, denen die T-Lymphozyten entfernt worden sind, Granulome. Man nimmt daher an, daß diese Stoffe in der Lage sind, Makrophagen ohne die Beihilfe von T-Lymphozyten zu aktivieren.

Granulome (Granulomas)

Granulome entstehen durch die Rekrutierung von Makrophagen an den Ort eines persistierenden (persistent) Antigens oder eines toxischen Stoffes. Auch Immunkomplexe können ein Stimulus für die Bildung von Granulomen sein.

Gewebsschädigung (tissue damage). Wird durch die Freisetzung von lysosomalen Makrophagenenzymen und möglicherweise auch durch spezielle zytotoxische Moleküle wie TNF (s. Abb. 28) verursacht. 32

Epitheloidzellen (epitheloid cells). Sind große, palisadenartig um nekrotisches Gewebe herum angeordnete Zellen. Man vermutet, daß sie von Makrophagen abstammen und mehr auf die Sekretion von Enzymen als auf die Phagozytose spezialisiert sind. Es gibt einige Belege dafür, daß die zellvermittelte Immunität die Entwicklung solcher Zellen begünstigt.

Riesenzellen (giant cells). Bilden sich durch die Fusion von mehreren Makrophagen und sind ein besonders hervorstechendes Merkmal von „Fremdkörper"-Granulomen.

Eosinophile Granulozyten (EOS). Findet man häufig in Granulomen, in die sie möglicherweise durch Antigen-Antikörperkomplexe oder aber auch durch den Einfluß von T-Lymphozyten gelockt werden.

T^S. Man nimmt an, daß Suppressor-T-Lymphozyten in einigen Fällen eine modulierende Wirkung auf die Granulombildung ausüben, indem sie dem Einfluß der Helfer-T-Lymphozyten entgegenwirken.

Fibrose (fibrosis) in der Peripherie eines Granuloms stellt einen „Heilungsversuch" dar. Lange bestehende Granulome (z. B. bei einer abgeheilten Tuberkulose) können schließlich kalzifizieren, z. B. in Form des wohlbekannten Ghon-Herdes im Thorax-Röntgenbild vieler Gesunder.

Granulomatöse Erkrankungen

Es gibt neben den Fällen von Granulombildung, bei denen die Ursache klar ist, eine Reihe von Erkrankungen unbekannter Ätiologie, die mit multipler Granulombildung einhergehen (Irritation? Immunologische Störung?). Nachstehend sind einige der besser bekannten aufgeführt:

Die **Sarkoidose** zeichnet sich durch Granulomknötchen in der Lunge, der Haut, den Augen usw. aus. Ein interessantes Merkmal dieser Erkrankung ist ein ganz markanter Defekt der durch T-Lymphozyten vermittelten Immunität, häufig sieht man erhöhte Ig-Spiegel und eine gesteigerte Antikörperantwort.

M. Crohn (Ileitis regionalis) hat gewisse Ähnlichkeiten mit der Sarkoidose, ist jedoch gewöhnlich auf das Intestinum beschränkt. Manche Autoren vertreten die Ansicht, daß es sich dabei um eine durch kreuzreagierende bakterielle Antigene ausgelöste Reaktion gegen Darmantigene handelt. Auch die Colitis ulcerosa könnte eine ähnliche Ätiologie haben.

Die **Arteriitis temporalis** ist eine chronische entzündliche Erkrankung der Arterien, bei der Granulome mit Riesenzellen das Bild beherrschen.

33 Autoimmunität

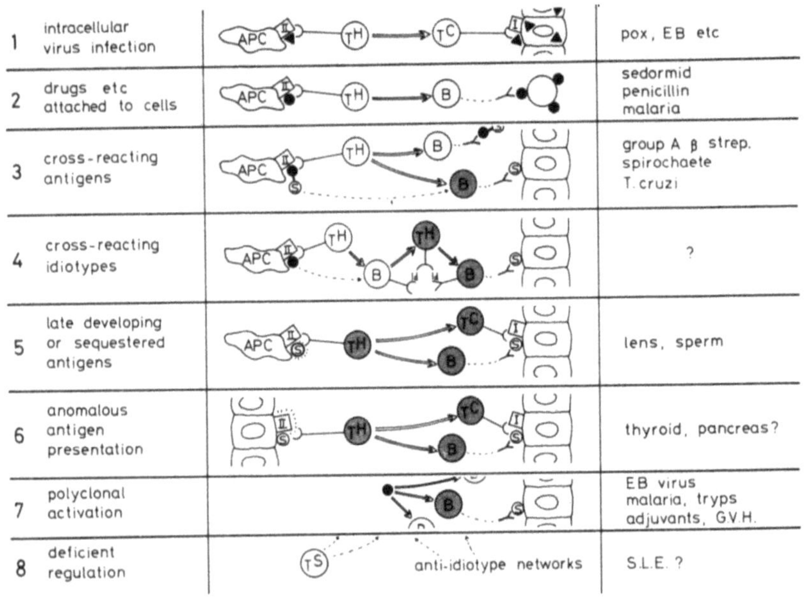

Autoimmunität ist der Verlust der Toleranz gegenüber körpereigenen Strukturen. Die Schutzmechanismen, auf denen die Toleranz beruht (s. Abb. 21), können dabei auf mehreren Wegen durchbrochen werden. Die Abbildung zeigt acht mögliche Wege, von denen häufig zwei oder mehr gleichzeitig auftreten. Manchmal werden körpereigene Zellen, die dem Immunsystem an ihrer Oberfläche Fremdantigene anbieten, bei dem Versuch der Eliminierung des Eindringlings unvermeidlich mitzerstört (Zeilen 1 und 2; Fremdantigene sind in der Abb. durch schwarze Punkte markiert). Manchmal (Zeilen 3 und 4) haben eindringender Organismus und Wirt einige Merkmale gemeinsam, was eine Antikörperantwort gegen normale Eigenantigene (S) in Gang setzt. Damit es dazu kommen kann, müssen aber schon einige autoreaktive B-Lymphozyten (schattiert) vorhanden sein (wie in der Abb. 21 ausgeführt, ist die klonale Elimination von autoreaktiven Zellen, insbesondere von B-Lymphozyten, keineswegs vollständig). Gelegentlich kommt ein Eigenantigen erst in einem Spätstadium mit dem Immunsystem in Kontakt und wird dann als Fremdantigen behandelt (Zeile 5). Auch die Antigenpräsentation durch Zellen, die normalerweise nicht auf diese Funktion spezialisiert sind, kann zum Angriff auf Eigenmaterial führen (Zeile 6). Autoreaktive B-Lymphozyten können direkt durch sog. „polyklonale Aktivatoren“ stimuliert werden, ohne daß die üblichen Erfordernisse zur Auslösung einer Antikörperantwort erfüllt wären (Zeile 7). Schließlich können Defekte in den regulatorischen Systemen (Suppressor-T-Zellen, anti-idiotype network; Zeile 8) dazu führen, daß sich Autoimmunreaktionen bis zu einem Punkt steigern, wo sie Krankheitswert gewinnen. Die alte Vorstellung, daß Autoantikörper neue, durch spontane Mutation entstandene Antikörper seien, wurde weitgehend aufgegeben, weil diese Antikörper sehr selten monoklonal sind (bei bestimmten Krankheiten könnte dieses Konzept allerdings immer noch Geltung haben).

Tierversuche haben uns ein besseres Verständnis der Autoimmunität ermöglicht. Dies betrifft insbesondere: (a) die Induktion von Autoantikörpern durch kreuzreagierende Antigene, von der man annimmt, daß sie Folge einer Kooperation zwischen autoreaktiven B- und nicht-autoreaktiven T-Lymphozyten ist (Zeile 3); sowie (b) spontan auftretende Autoimmunerkrankungen in Inzuchtstämmen, an denen sich eine Vielfalt von genetischen Einflüssen erkennen läßt, und zwar auf der Ebene von B-Lymphozyten, T-Suppressor-Zellen, Makrophagen, Zielgeweben und Hormonen (Autoimmunität tritt bei Frauen viel häufiger und in schwererer Form auf!).

Induktion von Autoreaktivität

Viren. Besonders solche, die sich durch Knospung aus Zellen vermehren (s. Abb. 21), geraten mit Klasse-II-MHC-Antigenen in Kontakt und werden in dieser Kombination von zytotoxischen T-Lymphozyten erkannt. Andere Viren, wie z. B. Influenza-Viren, können sich an Erythrozyten anlagern und Autoantikörper induzieren.

Medikamente (drugs). Lagern (attache) sich häufig an Blutzellen an, und zwar entweder direkt (z. B. Sedormid an Thrombozyten, Penicillin an Erythrozyten) oder in Form von Komplexen mit Antikörpern (z. b. Chinidin). Im Falle von α-Methyldopa hingegen sind die sich bildenden Antikörper gegen zelluläre Antigene gerichtet, gewöhnlich gegen Antigene des Rhesus-Blutgruppensystems, denen gegenüber die Toleranz von B-Lymphozyten besonders instabil ist.

Kreuzreagierende Antigene (cross-reacting antigens), die sich sowohl auf Mikroorganismen als auch auf Wirtszellen finden, können T-Lymphozyten dazu anregen, normalerweise „stumme" autoreaktive B-Lymphozyten zu aktivieren – der sog. „T cell bypass". Herzmuskelschäden bei Streptokokkeninfekten und bei der Chagas-Krankheit sind wahrscheinlich Folge von kreuzreagierenden Antigenen. Seit der Entwicklung von Computer-„Banken" für Proteinsequenzen hat sich herausgestellt, daß eine Reihe von Autoantigenen beträchtliche Aminosäuresequenzen mit Viren und Bakterien gemeinsam haben, was den Schluß nahelegt, daß eine abnorme Immunantwort auf eine Infektion ein wichtiger Triggermechanismus für viele Autoimmunkrankheiten sein könnte.

Kreuzreagierende Idiotypen (cross-reacting idiotypes). Diese Vorstellung stützt sich auf den Nachweis von (1) idiotypenspezifischen Helfer-T-Lymphozyten und (2) gemeinsamen Idiotypen von Antikörpern unterschiedlicher Spezifität. Auf diese Weise könnten sich die bei bestimmten Infektionen (z. B. mit Mykoplasmen) auftretenden Autoantikörper erklären lassen, die nicht auf kreuzreagierenden Antigenen beruhen.
Man nimmt an, daß in der Individualentwicklung **spät auftretende (late developing**; z. B. Sperma, (sperm)) oder **sequestrierte Antigene (sequestered**; z. B. Proteine der Augenlinse, (lens)) nicht eher von Lymphozyten „erkannt" werden, als bis sie durch eine Organschädigung (z. B. Augenverletzung; Mumpsorchitis) mit dem Immunsystem in Berührung kommen.

Anomale Antigenexpression (anomalous antigen presentation). Kann dann auftreten, wenn – möglicherweise als Ergebnis einer viralen Infektion – Klasse-II-Antigene von normalen Gewebszellen exprimiert werden. Die Thyreoiditis stellt dafür das bisher bestuntersuchte Beispiel dar; einer der Triggerfaktoren ist vermutlich γ-Interferon.

Polyklonale Aktivierung (polyclonal activation). Viele Produkte von Mikroorganismen (z. B. Endotoxin, DNA usw.) können eine polyklonale B-Lymphozytenstimulierung verursachen, einschließlich autoreaktiver B-Zellen. Das EB-Virus befällt B-Lymphozyten selbst und stimuliert sie zu kontinuierlicher Proliferation.

Regulationsdefekt (deficient regulation). Dies ist ein leicht vorstellbarer, doch schwer nachzuweisender Weg für die Entwicklung von Autoimmunität. So vermutet man z. B., daß beim SLE eine zu schwache Suppressor-T-Lymphozytenfunktion eine Rolle spielt.

Autoimmunkrankheiten

Autoantikörper können bei vielen Krankheiten auftreten, sind aber häufig eher eine Folgeerscheinung als eine Ursache des betreffenden Krankheitsbildes (z. B. bei der Syphilis). Bei manchen Erkrankungen sind sie jedoch das erste, das wichtigste oder das einzige auffindbare pathologische Phänomen. Nachstehend sind einige der bekanntesten aufgeführt:

Hämolytische Anämie und **Thrombozytopenie.** Können durch Medikamente verursacht sein, sind jedoch häufiger idiopatisch. Die Korrelation von Autoantikörperspiegel und Zellzerstörung ist nicht immer sehr eng, wahrscheinlich spielen hier noch andere Pathomechanismen eine Rolle.

Thyreoiditis. Hierbei verursachen gegen den Rezeptor des Hypophysenhormons TSH gerichtete Autoantikörper eine Überproduktion von Schilddrüsenhormon (M. Basedow); darüber hinaus kann eine wahrscheinlich durch K-Zellen und Autoantikörper vermittelte Zellzerstörung auch zur Inhibition der Schilddrüsenfunktion führen (Myxödem). In vielen Fällen läßt sich eine anomale Expression von DR- (HLA Klasse-II-) Antigenen nachweisen.

Pernizöse Anämie. Entsteht bei einem Mangel an intrinsic factor, dem normalen Carrier für Vitamin B12. Die Ursache hierfür können sowohl eine autoimmunologisch bedingte Zerstörung der Parietalzellen (atrophische Gastritis) als auch gegen den intrinsic factor selbst gerichtete Autoantikörper sein.

M. Addison (Unterfunktion der Nebennierenrinde). **Diabetes mellitus** und andere endokrinologische Erkrankungen treten bei Patienten oder Familien mit einer positiven Anamnese für Autoimmunerkrankungen des Magens oder der Schilddrüse häufig gemeinsam auf, was an eine zugrundeliegende genetische Prädisposition denken läßt.

Myasthenia gravis. Beruht auf Autoantikörpern gegen den postsynaptischen Azetylcholinrezeptor, wodurch es zu intermittierenden Störungen der neuromuskulären Signalübertragung und zur Zerstörung des Ach-Rezeptors kommt. Häufig liegt dabei gleichzeitig eine pathologische Veränderung des Thymus vor. Eine Thymektomie kann zur Heilung führen.

Rheumatoide Arthritis. Ist charakterisiert (und wird möglicherweise verursacht) durch Autoantikörper gegen IgG, wobei die Gelenkschädigung wahrscheinlich durch Immunkomplexe hervorgerufen wird. Die bei dieser und anderen Autoimmunerkrankungen auftretende starke Assoziation mit bestimmten MHC-Antigenen, besonders des D-Locus (v. a. DR3 und DR4), läßt vermuten, daß die Erkennung von Zelloberflächenantigenen eine grundlegende Rolle bei der Auslösung dieser Erkrankungen spielt.

SLE. Beim systematischen Lupus erythematodes sind die Autoantikörper gegen DNA und RNA gerichtet. Die resultierenden Immunkomplexe lagern sich im gesamten Gefäßsystem ab und verursachen ein „Organ-unspezifisches" Krankheitsmuster. Ganz wie die „Organ-spezifischen" Erkrankungen (s. o.), zeigen auch die „Organ-unspezifischen" Autoimmunkrankheiten die Tendenz, gemeinsam aufzutreten. Unklar ist, warum unterschiedliche Immunkomplexe zur Schädigung von verschiedenen Organen führen; eine naheliegende Erklärung wäre, daß das Antigen selbst bei der Lokalisierung der Schädigung eine Rolle spielt.

34 Transplantatabstoßung

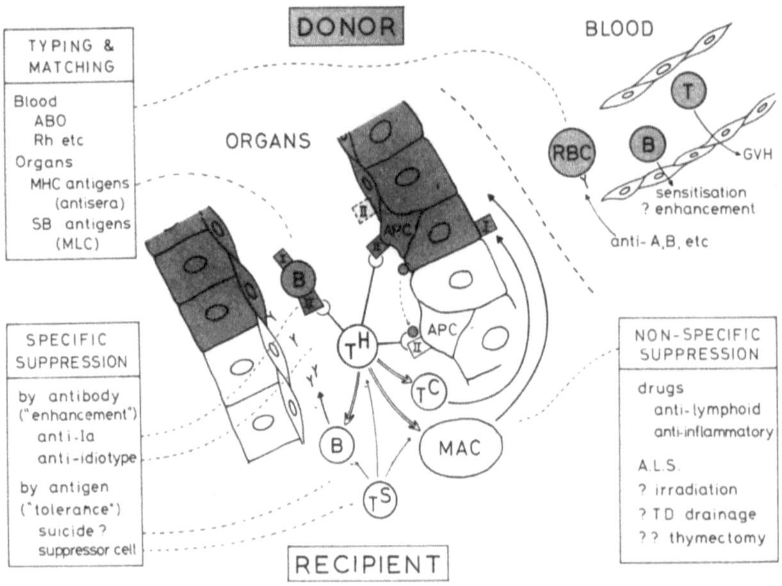

An dem Erfolg von Organtransplantaten zwischen genetisch identischen („syngenen"*) Zwillingen und ihrer Abstoßung in allen anderen Fällen zeigt sich besonders gut die bemerkenswerte Effizienz der immunologischen Erkennung von Zelloberflächenantigenen innerhalb einer Spezies. Hierbei handelt es sich um eine Folge der Spezialisierung von T-Lymphozyten auf die Erkennung jeder **Veränderung von MHC-Antigenen**, auf die sich die gesamte adaptative Immunität stützt (vgl. Abb. 17 und 19 zu der zentralen Rolle der T-Helfer-Zellen). Außerdem ist dies eine Folge des großen **MHC-Polymorphismus** (s. Abb. 13). Es scheint, daß T-Lymphozyten bei der Konfrontation mit körperfremden MHC-Molekülen diese mit „Eigenantigen plus Antigen" (wahrscheinlich in den meisten Fällen mit „Eigenantigen plus Virus") verwechseln; bei Tierversuchen an Mäusen haben sich schon einige klare Beispiele dafür finden lassen. Wahrscheinlich liegt darin auch die Erklärung für den MHC-Polymorphismus selbst: Je mehr verschiedene Spielarten von Eigenantigenen eine bestimmte Spezies aufweist, desto unwahrscheinlicher ist es, daß ein bestimmtes Virus dem Immunsystem unentdeckt entkommen und die gesamte Spezies dezimieren kann. Antikörper gegen die verschiedenen Erythrozytenantigene („Blutgruppen") sind die Ursache von Problemen bei Bluttransfusionen (rechts oben). Hier ist es weniger leicht, eine Erklärung für den Polymorphismus zu finden, der allerdings auch weit beschränkter ist als der des MHC (z. B. stehen 6 ABO-Phenotypen den über 10^4 des MHC gegenüber). Die Neben-Histokompatibilitäts-Antigene und die Blutgruppenantigene, die nicht zum ABO-System gehören, scheinen weniger polymorph und weniger stark antigen wirksam zu sein.

Eine Transplantatabstoßung kann durch T- und/oder B-Lymphozyten mittels ihrer üblichen Effektorsysteme (Komplement, zytotoxische Zellen, Makrophagen etc.) erfolgen, und zwar in Abhängigkeit von den angegriffenen Zielen: frei im Blut zirkulierende Zellen werden von Antikörpern zerstört, die auch mit Gefäßendothel (z. B. in einem Organtransplantat; Bildmitte) reagieren und eine Typ-III-Entzündungsreaktion auslösen können, wohingegen T-Lymphozyten direkt oder mittels Makrophagen die Gewebsmasse selbst angreifen. Diese Vorgänge kommen nicht vor Ablauf einer Woche oder mehr zum Tragen, sofern der Empfänger nicht bereits gegen Spenderantigene sensibilisiert ist.

Gegenwärtig hängt der Erfolg einer Organtransplantation erstens davon ab, daß Spender und Empfänger bzgl. ihrer MHC-Antigene so weit wie möglich identisch sind (eine höhere Chance dafür besteht bei Verwandten und insbesondere bei Geschwistern; links oben) und zweitens davon, daß die verbleibende Immunantwort unterdrückt wird (rechts unten). Ideal wäre die Induktion eines spezifischen Nichtansprechens auf MHC-Antigene, doch befinden wir uns hier noch im Experimentalstadium (s. Immunsuppression, Abb. 35).

* Terminologie: syngen – zwischen genetisch identischen Individuen; allo- (früher homo-) – nicht-identisch, aber innerhalb einer Spezies; xeno- – zwischen verschiedenen Spezies; auto- – dasselbe Indivduum betreffend.

Blutgruppen- und Verträglichkeitsbestimmung (Typing and Matching)

Bei Bluttransfusionen ist das Prinzip einfach: durch Agglutination mit spezifischen Antisera werden **A**- und/oder **B**-Antigene bestimmt; dieser Test ist stets erforderlich, da jedes normale Individuum Antikörper gegen diejenigen Antigene besitzt, die ihm fehlen. Man nimmt ferner eine Typisierung der Rhesus-Antigene **(Rh)** vor, um zu vermeiden, daß Frauen gegen Rh-Antigene sensibilisiert werden, für die ein zukünftiges Kind Träger sein könnte (Rhesus-Inkompatibilität kann zu einer schweren hämolytischen Erkrankung des Foeten führen). Die anderen, nicht zum ABO-System gehörenden Blutgruppenantigene führen nur bei Patienten zu Problemen, die durch wiederholte Transfusionen sensibilisiert worden sind. Andere mögliche Folgen von Bluttransfusionen sind eine **Sensibilisierung** gegen auf B-Lymphozyten anzutreffende MHC-Antigene und (bei stark abwehrgeschwächten Patienten) die sog. graft-versus-host-Reaktion **(GVH)** von transfundierten T-Lymphozyten gegen Wirtsantigene. Letztere stellt eine Hauptkomplikation bei der Knochenmarkstransplantation dar.

Bei Organtransplantaten (z. B. der Niere) müssen zusätzlich zu den ABO-Antigenen auch die MHC-Antigene typisiert werden. Dazu werden Mikrozytotoxizitätsteste durchgeführt, bei denen B-Lymphozyten (die einzige problemlos verfügbare Zellgruppe, die sowohl Klasse-I- als auch Klasse-II-Antigene aufweist), unspezifische Antisera und Komplement verwendet werden. Die Klasse-II-Antigene des DP-Locus hingegen können nur durch die sog. gemischte Lymphozyten-Reaktion getestet werden (der Test ist positiv, wenn Empfänger-T-Lymphozyten von Spender-B-Lymphozyten stimuliert werden). Der Erfolg von Nierentransplantationen ist vom Grad der Antigenübereinstimmung, ganz besonders der der Klasse-II-Antigene, abhängig, wobei die relativ günstigeren Ergebnisse bei blutsverwandten Organspendern vermuten lassen, daß es auch noch weitere, bisher unentdeckte Neben-Histokompatibilitäts-Loci gibt, deren Existenz für die Maus bereits nachgewiesen ist.

Transplantatabstoßung (Rejection)

Am Anfang steht die Erkennung von „veränderten" „Selbst"-Klasse-II-Antigenen durch Helfer-T-Lymphozyten. Dazu kommt es entweder durch direkten Kontakt mit Spender-B-Lymphozyten oder antigenpräsentierenden Zellen des Spenders (schattierte APC in der Abb.) oder über die Aufnahme von löslichen Spenderantigenen (schattierte Ringe) durch Empfänger-APC. Im Verlaufe der sich daran anschließenden Immunantwort werden B-Lymphozyten und zytotoxische T-Lymphozyten ebenso wie Makrophagen aktiviert, was schließlich mit der Zerstörung des Transplantats endet.

Ein **Nierentransplantat** kann **sofort** abgestoßen werden (und zwar als Folge einer ABO-Fehlkreuzung oder von bereits vorbestehenden Anti-HLA-Antikörpern), die Abstoßung kann **akut** ablaufen (Wochen bis Monate) als Folge der o. g. Immunantwort oder kann einen **chronischen** Verlauf nehmen (Monate bis Jahre) infolge des ständigen Wiederaufflackerns von immunkomplexvermittelten Krankheitserscheinungen. Überraschenderweise lassen sich die Transplantationsaussichten dadurch verbessern, daß man vor der Transplantation eine Bluttransfusion vornimmt, was möglicherweise auf die Induktion von „verstärkenden" Antikörpern („enhancement") gegen Klasse-II-Antigene des Spenders zurückzuführen ist.

Knochenmarkstransplantate werden in einer heftigen Immunreaktion abgestoßen und erfordern daher starke Immunsuppression. Es gibt Hinweise darauf, daß hieran auch NK-Zellen beteiligt sein könnten. Hinzu kommt, daß die Spender-T-Zellen den Empfänger durch eine GVH-Reaktion umbringen können, wenn man sie nicht aus dem Knochenmarkstransplantat entfernt.

Lebertransplantate werden weniger stark abgestoßen und können sogar einen gewissen Grad von Toleranz induzieren, so daß die HLA-Typisierung hier weniger wichtig ist.

Endokrine Organe überleben bei einer Transplantation unerwartet gut, wenn sie zuvor in Gewebskultur gezüchtet oder anderswie behandelt worden sind, um die Zellen mit Klasse-II-Antigenexpression zu entfernen.

Hauttransplantate werden ausschließlich durch T-Lymphozyten abgestoßen.

Da **Cornea** und **Knorpel** nicht-vaskularisierte Gewebe sind, rufen sie normalerweise keine Abstoßungsreaktion des Wirtes hervor und genießen daher einen immunologisch „privilegierten" Überlebensstatus.

Natürlich stellt auch jeder normale **Foetus** ein Allotransplantat dar, und die Frage, warum er nicht abgestoßen wird, ist immer noch nicht zufriedenstellend beantwortet. Es gibt aber inzwischen Belege für eine Reihe von evtl. dafür verantwortlichen Mechanismen (dazu gehören spezifische Suppressorzellen, blokkierende Serum- und immunsuppressive Faktoren, besondere Eigenschaften von mütterlicher Plazenta und foetalem Trophoblast).

Immunsuppression (Details in Abb. 35)

Unspezifische (non-spezific) Suppression der Lymphozytenproliferation durch zytotoxische Medikamente (drugs) stellt, zusammen mit der antiinflammatorischen Wirkung von Steroiden, das Schwergewicht der postoperativen Behandlung nach einer Transplantation dar.

ALS. Antilymphozytenserum, das manchmal in der Hoffnung verwendet wird, eine Schädigung von nicht-lymphatischen Geweben mit hoher Proliferationsrate (Knochenmark, Darmmukosa) vermeiden zu können.
Drainage des **Ductus thoracicus (TD)** und **Thymektomie (thymectomy)** werden gelegentlich zur Depletion von T-Lymphozyten eingesetzt.

Bestrahlung (irrdiation). Eine Ganzkörperbestrahlung mit Röntgenstrahlen hat einen hochgradig immunsuppressiven Effekt. Bei akuten Abstoßungskrisen findet manchmal auch eine lokale Bestrahlung (z. B. einer Niere) oder eine extrakorporale Blutbestrahlung zur Zerstörung von Lymphozyten Verwendung.

Spezifische (specific) Immunsuppression richtet sich entweder gegen die immunogenen Spenderantigene oder gegen die entsprechenden Rezeptoren auf den für die Immunreaktion verantwortlichen Zellen des Wirtes. Wird diese Art von spezifischer Immunsuppression durch Antikörper (antibody) bewirkt, nennt man dies **„Verstärkung" (enhancement)**, wird sie durch Antigene hervorgerufen **„Toleranz" (tolerance)**.

„Selbstmord" (suicide) von spezifischen T- und B-Lymphozyten läßt sich in vitro dadurch induzieren, daß man ihre Bindung an letale (z. B. radioaktive oder medikamentengekoppelte) Antigene herbeiführt.

Suppressor-T-Lymphozyten (suppressor cells) oder Antikörper könnten durch Nachahmung der normalen, physiologischen Netzwerk-Kontrolle evtl. einen Zustand von stabiler Toleranz induzieren, beim Menschen ließ sich dies bisher allerdings nicht erreichen.

35 Immunsuppression

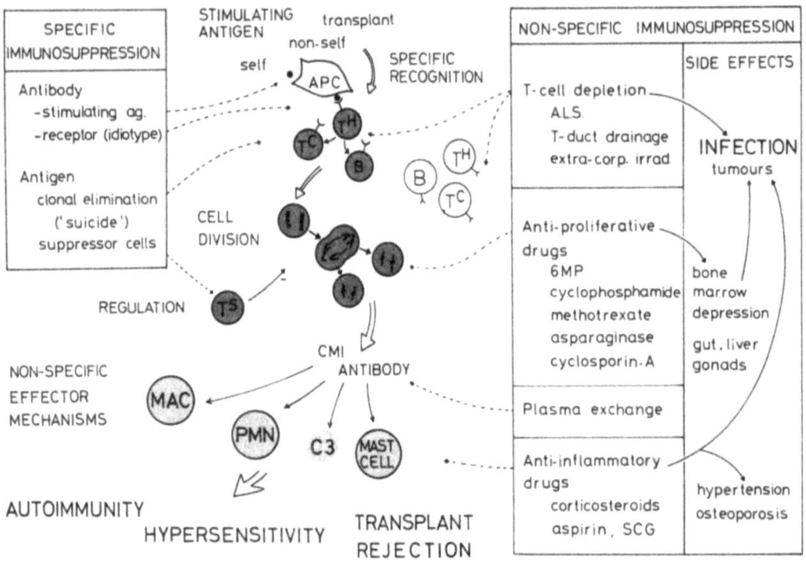

Die Unterdrückung der Immunantwort als Routinebestandteil von Organtransplantationen kann sich auch in Fällen schwerer Überempfindlichkeits- und Autoimmunreaktionen als nützlich erweisen. Die meisten der dazu gegenwärtig zur Verfügung stehenden Methoden sind mehr oder weniger unspezifisch (non-specific), und ihre Verwendung ist durch gefährliche Nebenwirkungen (side-effects) eingeschränkt (rechts).

Das Problem liegt darin, spezifische B- und/oder T-Lymphozyten (Mitte oben, schattiert) bzw. deren Effekte zu treffen, ohne andere vitale Funktionen zu schädigen. T-Lymphozyten lassen sich durch Antilymphozyten-Antisera (ALS) sowie durch Entfernung oder Schädigung rezirkulierender Zellen (die hauptsächlich zur T-Gruppe gehören) **depletieren (T-cell depletion)**. Dies führt jedoch nicht nur zur Entfernung der unerwünschten Lymphozyten, sondern auch solcher, die für die normale Immunantwort auf Infektionen lebenswichtig sind (**B** und **T**, unschattiert). Da sich Lymphozyten im Verlaufe der Antwort auf ein Antigen fast immer teilen, sind proliferationshemmende Medikamente (anti-proliferative drugs) sehr wirkungsvolle Immunsuppressoren (ihre Wirkung auf die **Zellteilung (cell division)** ist auch der Grund für ihren Einsatz bei der Krebsbehandlung), doch besteht dabei die Gefahr, daß andere sich teilende Gewebe, wie Knochenmark und Darmepithel, ebenfalls gehemmt werden. Die **unspezifischen Effektormechanismen (non-specific effector mechanisms)** der Entzündungsreaktion (unten), die so häufig den eigentlichen Gewebsschaden hervorrufen, bilden eine Angriffsmöglichkeit – doch auch hier werden nützliche und schädliche Elemente gleichermaßen ausgeschaltet.

Erforderlich ist ganz offensichtlich ein gezielter Angriff auf antigenspezifische Lymphozyten – und zwar über ihre Rezeptoren (links oben). Dies könnte auf mehrere Art und Weise geschehen: „Maskierung" der Antigene, durch welche diese Zellen stimuliert werden, Maskierung oder Entfernung der Rezeptoren selbst oder Verabreichung einer sog. „suizidalen" Dosis von Antigen. Ob sich irgendeine dieser experimentellen Möglichkeiten als effektiv genug erweisen wird, um unsere gegenwärtigen, ziemlich unbeholfenen, doch gut erprobten Methoden der Immunsuppression zu ersetzen, muß sich noch herausstellen.

Unspezifische Immunsuppression (Non-specific Immunosuppression)

ALS (Antilymphozytenserum) wird durch Immunisierung von Pferden oder Kaninchen mit menschlichen Lymphozyten und anschließender Absorption von Antikörpern mit unerwünschter Spezifität gewonnen. Es depletiert insbesondere T-Lymphozyten, wahrscheinlich v. a. dadurch, daß es deren Phagozytose durch Opsonisierung erleichtert. ALS hat im Rahmen von Organtransplantationen begrenzte Verwendung gefunden, die Zukunft scheint jedoch monoklonalen Antikörpern gegen bestimmte T-Lymphozytenuntergruppen zu gehören.

Extrakorporale Bestrahlung (extracorporal irradiation) von Blut und **Drainage des Ductus thoracicus (T-duct drainage)** sind sehr drastische Maßnahmen zur Entfernung (Depletion) rezirkulierender T-Lymphozyten; sie kommen gelegentlich bei Transplantatsabstoßungskrisen zum Einsatz.

6MP (6-Merkaptopurin) und sein Vorläufer **Azathioprin** (Imuran) blockieren den Purinstoffwechsel, der für die DNA-Synthese benötigt wird. Obwohl diese Medikamente supprimierend auf die Knochenmarksproduktion von Granulozyten und Thrombozyten wirken, waren sie jahrelang die Standardtherapie bei Organtransplantationen und bei der Behandlung von Autoimmunkrankheiten wie rheumatoider Arthritis und SLE.

Cyclosphosphamid und **Chlorambucil** sind „Alkylantien", die zur Vernetzung von DNA-Strängen führen und so deren korrekte Replikation verhindern. Cyclophosphamid beeinflußt im allgemeinen B- mehr als T-Lymphozyten und scheint auf die Erneuerung von B-Zell-Ig-Rezeptoren einzuwirken. Es ist daher besonders effektiv bei Autoimmunerkrankungen, bei denen die Antikörperproduktion eine wichtige Rolle spielt (rheumatoide Arthritis, SLE). Eine häufige Nebenwirkung ist Sterilität, deshalb ist seine Anwendung auf ältere Patienten begrenzt.

Methotrexat, Fluorodeoxyuridin und **Cytosinarabinosid** sind weitere Medikamente, die die DNA-Synthese auf verschiedenen Wegen beeinträchtigen und als mögliche Immunsuppressiva Anwendung gefunden haben.

Asparaginase, ein bakterielles Enzym, das sich teilenden Lymphozyten (und Tumorzellen) Asparagin entzieht, ohne dabei das Knochenmark zu beeinträchtigen.

Cyclosporin A ist ein vielversprechendes, neues Immunsuppressivum, das von einem Pilz stammt. Es scheint sich gegen in Teilung befindliche T-Lymphozyten zu richten (möglicherweise durch Beeinflussung der Lymphokinproduktion), könnte aber auch auf die Antigenpräsentation einwirken. Bei Knochenmarkstransplantationen hat es sich als bemerkenswert effektiv erwiesen, könnte aber auch für alle anderen Transplantate bald das Medikament der Wahl werden.

Plasmapherese (plasma exchange). Dabei wird Blut entnommen, die Zellen werden vom Serum getrennt und schließlich in Dextran oder einem anderen Plasmaersatzmittel refundiert. Diese Technik hat bei akuten Krisen von Myasthenia gravis und beim Goodpasture-Syndrom Erfolge gezeigt, da sie (in der Regel allerdings nur vorübergehend) die Serumspiegel an zirkulierenden Antikörpern oder Immunkomplexen senkt. Die Plasmapherese ist außerdem beim M. hämolyticus (Rhesusinkompatibilität) des Neugeborenen eine lebensrettende Maßnahme.

Corticosteroide (z. B. Cortison, Prednison) sind, zusammen mit Azathioprin, die wichtigsten Immunsuppressiva in der Transplantationsmedizin und darüber hinaus bei fast allen Überempfindlichkeits- und Autoimmunerkrankungen sehr nützlich. Sie können auf T-Lymphozyten wirken, doch beeinträchtigen sie wahrscheinlich v. a. Granulozyten und Makrophagen. Die wichtigsten unerwünschten Nebenwirkungen sind Natriumretention (Bluthochdruck) und Calciumverlust (Osteoporose).

Aspirin, Indomethacin, Intal (SCG) und eine Reihe anderer entzündungshemmender Medikamente sind bei der Behandlung von Autoimmunkrankheiten mit einer entzündlichen Komponente von Nutzen (s. Abb. 30).

Spezifische Immunsuppression (Specific Immunosuppression)

Unabhängig von dem zugrundeliegenden Mechanismus wird die durch Antikörper erzielte spezifische Immunsuppression herkömmlich als „Verstärkung" (enhancement) und die durch Antigen induzierte als „Toleranz" bezeichnet. Da jedoch die Injektion von Antigen oft über die Induktion von Antikörpern immunsuppressive Wirkung entfaltet, sollte man beide Begriffe (wo immer möglich) durch eine Beschreibung dessen, was sich tatsächlich abspielt, ersetzen.

Antikörper (antibody) gegen **Zielantigene** erzielen ihre Wirkung wahrscheinlich über die Blockade von Klasse-II-Determinanten. Sie könnten die Ursache dafür sein, daß Bluttransfusionen das Überleben von Nierentransplantaten verbessern (s. Abb. 34). Anti-Rhesusantikörper (anti-D) können der Sensibilisierung von rhesusnegativen Müttern durch die Entfernung der rhesuspositiven foetalen Zellen vorbeugen.

Antikörper gegen Rezeptoridiotypen, sowohl auf B- als auch auf T-Lymphozyten, könnten theoretisch die Antigenerkennung blockieren. Unsicher ist, ob sich diese Blockade ausreichend lange selbst unterhalten würde, um bei Transplantationen oder Autoimmunkrankheiten wirksam eingesetzt werden zu können.

Klonale Eliminierung (clonal elimination) oder auch „klassische Toleranz"-Entwicklung läßt sich in vitro durch die Ankopplung von zytotoxischen Medikamenten oder Radioisotopen an Antigen induzieren, das sich dann auf der Oberfläche der für dieses Antigen spezifischen Zellen konzentriert. Auch in vivo haben sich mit dieser Therapie Erfolge erzielen lassen. Es ist durchaus möglich, daß die durch proliferationshemmende Medikamente (z. B. Cyclophosphamid, Cyclosporin A) erzielte Immunsuppression bei Anwesenheit von Antigen auch ein Element von spezifischer klonaler Eliminierung enthält.

Suppressorzellen (suppressor cells) konnten gelegentlich bei erfolgreichen Transplantationsexperimenten nachgewiesen werden. Man nimmt an, daß bei manchen Autoimmunkrankheiten ein Mangel an Suppressorzellen besteht (s. Abb. 33), doch es gibt bisher noch keine zuverlässige Methode, sie so zu manipulieren, daß sie ordnungsgerecht funktionieren.

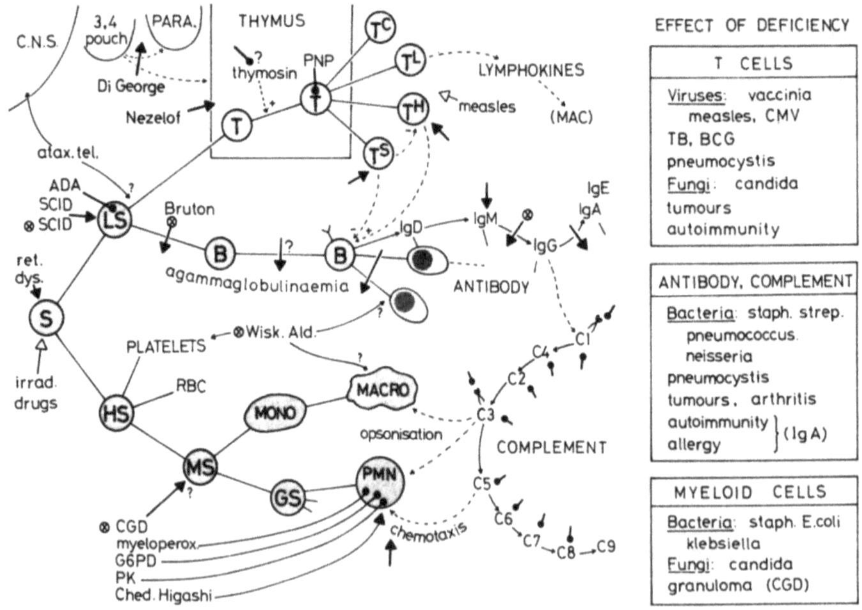

Gut funktionierende Immunität hängt vom Zusammenspiel einer so großen Zahl von Faktoren ab, daß notwendigerweise auch eine entsprechende Vielfalt von **Defekten** das Funktionieren des Immunsystems bedroht – alle mit mehr oder weniger dem gleichen Endergebnis: einer erhöhten Empfänglichkeit für Infektionen (rechts). Je nachdem, ob der Defekt vor allem T-Lymphozyten (T-cells, oben), Antikörper und/oder Komplement (antibody, complement, Mitte) oder Zellen der myeloischen Reihe (myeloid cells, unten) betrifft, ist der Krankheitsverlauf in der Regel etwas unterschiedlich.

Abwehrschwäche (immunodeficiency) kann **sekundär** erworben werden (z. B. durch Medikamente, Mangelernährung oder Infektion selbst) oder Ausdruck eines **primären** genetischen Defekts sein. Es ist auffällig, wieviele Defekte der letzteren Gruppe „X-gebunden“ sind (d. h. männliche Nachkommen ererben diesen Defekt von ihren Müttern; ⊗ in der Abb.). Dies legt den Schluß nahe, daß der unpaare Teil des X-Chromosoms Träger verschiedener immunologisch bedeutsamer Gene ist. In einigen Fällen scheint die Zelldifferenzierung in einem bestimmten Stadium unterbrochen zu sein (schwarze Pfeile), aber häufiger haben wir es mit einer wechselnden Mischung aus partiellen und anscheinend nicht miteinander verbundenen Defekten zu tun. Bei einigen wenigen Erkrankungen läßt sich das fehlende Genprodukt identifizieren (z. B. einzelne Komplementkomponenten, Enzyme der Granulozyten oder Lymphozyten; schwarze Punkte), und es bleibt zu hoffen, daß die Liste der identifizierbaren Defekte anwachsen wird.

Die Inzidenz von Immundefekten hängt davon ab, was wir als normale Immunität definieren. Mehr als eine unter tausend Personen weist irgendeine Form eines deutlichen Defektes auf, doch ist dies sicher eine Unterschätzung der tatsächlichen Verhältnisse, wenn man bedenkt, wieviele Menschen regelmäßig an Erkältungen, Halsentzündungen, Abszessen etc. erkranken. Die immunologische Grundlage der sog. „Bagatellerkrankungen“ ist in der Tat ein bislang kaum erforschtes Gebiet.

(Die Abb. 4 und 9 behandeln Einzelheiten der Zellentwicklung und der Nomenklatur.)

Multiple Immundefekte

Ret. dys. Retikuläre Dysgenesie; vollständiges Versagen der Stammzellen; mit dem Überleben nicht vereinbar, führt wenige Tage nach der Geburt zum Tode.

Schwere kombinierte Immundefizienz (SCID, severe combined immunodeficiency), bei der sowohl T- als auch B-Lymphozyten Defekte aufweisen. Manche Fälle sind X-gebunden, während andere anscheinend auf einen Enzymmangel (**ADA**, Adenosindeaminase) zurückzuführen sind, der durch Blut- oder Knochenmarkstransfusionen ausgeglichen werden kann. Manchmal fehlen den Lymphozyten die HLA-Klasse-I oder II-Antigene („bare lymphocyte syndrome").

Atax. tel. Ataxia teleangiectatica; eine anscheinend auf defekte DNA-Reparaturmechanismen zurückzuführende Kombination aus Defekten im Bereich von Gehirn (CNS), Haut, T-Lymphozyten und Ig-Produktion (insbesondere IgA).

Wisk. Ald. Wiskott-Aldrich Syndrom; eine Kombination multipler Defekte (Ekzem, Thrombozytenmangel, fehlende Antikörperantwort auf Polysaccharide – Defekt einer B-Lymphozytensubpopulation?).

Hauptsächlich T-Lymphozyten betreffende Defekte

Di George-Syndrom. Aplasie von Thymus und Parathyreoideae samt Fehlentwicklung von weiteren Abkömmlingen der 3. und 4. Schlundtasche (pouch); ernste Prognose; sehr selten; kann auf Thymustransplantation günstig ansprechen.

Nezelof-Syndrom ähnlich dem dem Di George-Syndrom; die Nebenschilddrüsen sind jedoch normal entwickelt.

PNP. Purinnukleosidphosphorylase, ein in T-Lymphozyten anzutreffendes, für den Purinstoffwechsel wichtiges Enzym. Ein Mangel an PNP führt zur Anhäufung von Nukleosiden, v. a. Deoxyguanosin, und Schädigung des T-Lymphozyten. Interessanterweise reagieren Suppressor-T-Lymphozyten auf niedrige Konzentrationen an Deoxyguanosin empfindlicher als andere T-Lymphozyten.

Maserninfektionen (measles) neigen ganz besonders zur Unterdrückung der T-Lymphozytenfunktion. Bei allen T-Zell-Defekten sind natürlich die zellvermittelten Immunantworten abgeschwächt, häufig wird aber auch sekundär die Antikörperproduktion beeinträchtigt.

Hauptsächlich B-Lymphozyten betreffende Defekte

Agammaglobulinämie (agammaglobulinaemia) oder Hypogammaglobulinämie können darauf beruhen, daß B-Lymphozyten entweder völlig fehlen (Typ Bruton), oder sich nicht zu Plasmazellen differenzieren können (verschiedene Unterarten) oder aber darauf, daß sie eine bestimmte Klasse von Ig nicht produzieren können – am häufigsten IgA, manchmal aber auch IgG oder IgM. Einige Fälle können auf Störungen der Helfer- oder Suppressor-T-Lymphozyten zurückzuführen sein.

Autoimmunität, Allergien (autoimmunity, allergy) und Polyarthritis sind bei Patienten mit einem Antikörpermangelsyndrom bemerkenswert häufig anzutreffen, während sowohl B- als auch T-Lymphozytendefekte das Risiko der Entwicklung von Tumoren zu erhöhen scheinen (s. Abb. 28).

Komplementdefekte

Nahezu sämtliche Komponenten der Komplementkaskade können angeborene Defekte aufweisen. Da sie manchmal völlig fehlen und manchmal nur in stark verminderter Konzentration vorhanden sind, ist es naheliegend, eher einen regulatorischen als einen strukturellen Gendefekt als Ursache hierfür anzunehmen. Zusätzlich kann der Mangel an Inaktivatoren Probleme bereiten (z. B. C1-Inhibitor: hereditäres Angioödem; C3b-Inhibitor: sehr niedrige C3-Spiegel).

Defekte von Zellen der myeloischen Reihe

Septische Granulomatose (CGD). X-gebundener Defekt der Abbaureihe von Sauerstoff (s. Abb. 8), der zu chronischer Infektion mit Bakterien führt, die selbst keine Peroxide produzieren (Katalase-positive Bakterien), und zu Infektionen mit Pilzen wie z. B. Aspergillus. CGD kann mit anderen Störungen vergesellschaftet sein (z. B. einer Störung der Monozyten), was vermuten läßt, daß der eigentliche Defekt in einer gemeinsamen Vorläuferzelle liegt.

Myeloperoxidase, G6PD (Glucose-6-phosphatdehydrogenase), **PK** (Pyruvatkinase) und andere Enzyme der Granulozyten können angeborene Defekte aufweisen, die zu rekurrierenden Infektionen mit Bakterien und manchmal auch mit Pilzen führen.

Ched. Higashi. Beim Chediak-Higashi-Syndrom enthalten die neutrophilen Granulozyten zwar große Granula, aber sie können keine richtigen Phagolysosomen bilden. In anderen Fällen ist die Antwort auf chemotaktische Stimuli beeinträchtigt („lazy leukozyte").

Sekundäre Immunschwäche

Alter. Die Abwehrlage ist in der frühen Kindheit und im höheren Lebensalter schwächer ausgebildet – bei Säuglingen wird dies teilweise durch die passive Übertragung von mütterlichen Antikörpern ausgeglichen.

Mangel-/Fehlernährung geht mit Störungen der Antikörper- und in schweren Fällen auch der T-Lymphozytenfunktion einher; dies könnte auch die Ursache dafür sein, daß in tropischen Breitengraden Infektionserkrankungen (wie z. B. Masern) einen schwereren Verlauf nehmen. Eine angemessene Zufuhr von Kalorien, Proteinen und Mineralstoffen (z. B. Eisen, Zink) sind dabei gleichermaßen wichtig.

Medikamente können entweder beabsichtigt (s. Abb. 35) oder unabsichtlich zu Abwehrschwäche führen.

Infektionen. Eine ganze Reihe von Infektionskrankheiten ist mit Immunsuppression verbunden, da letztere eine der Hauptverteidigungsstrategien von Parasiten gegen das Immunsystem darstellt (s. Abb. 22–27). Das alarmierende neue Acquired Immune Deficiency Syndrome (AIDS), das im wesentlichen auf eine virale Infektion von Helfer-T-Lymphozyten zurückzuführen ist, ist die schwerste Form von sekundärer Immunschwäche, die wir bisher kennen.

Tumoren gehen ebenfalls häufig mit Abwehrschwäche einher, ganz besonders M. Hogkin, Myelome und Leukämien; häufig ist es schwierig, eine sichere Aussage darüber zu machen, was Ursache und was Folgeerscheinung ist.

37 Immunstimulation und Impfung

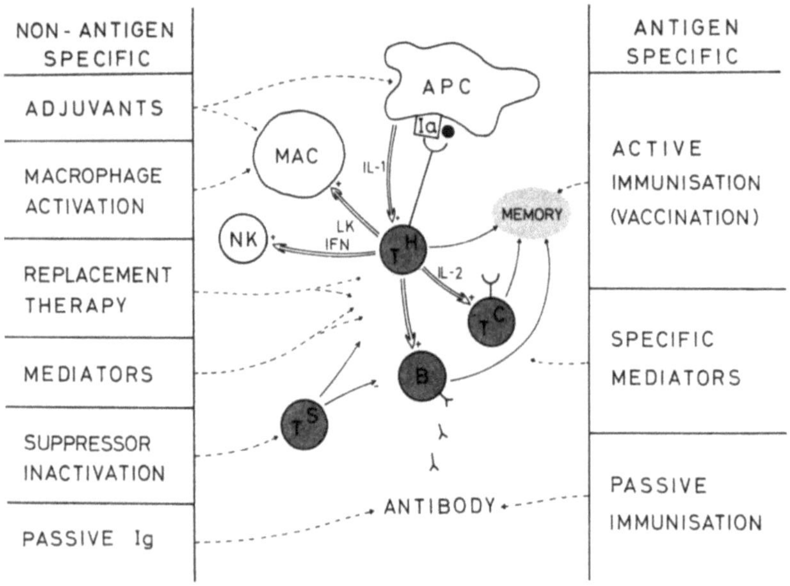

Für die meisten Tiere ist die Kombination aus natürlicher Immunität und Stimulation von adaptativen Immunantworten durch Antigen ausreichend, um mit den üblichen Infektionen fertigzuwerden. Dennoch weist das Immunsystem Mängel auf, von denen einige künstlich ausgeglichen werden können.

Natürliche Immunmechanismen reagieren im allgemeinen auf eine gegebene Bedrohung entweder heftig oder gar nicht. Es gibt aber Situationen, wo sie am Rande einer erfolgreichen Immunantwort zu stehen scheinen (z. B. bei der Abwehr einiger Tumoren und Parasiten), wo es durch **unspezifische Immunstimulation** möglich sein kann, das Gleichgewicht zugunsten einer erfolgreichen Abwehr zu verschieben (links oben).

Adaptative Immunmechanismen sind andererseits durch ihre anfängliche Trägheit beeinträchtigt, so daß selbst hohe Antikörperspiegel zu spät kommen können, um den Tod oder eine Körperbehinderung (z. B. bei Tetanus, Polio) zu verhindern, wenn auch überlebende Patienten dann gegenüber einer Reinfektion resistent sind. Für diese Fälle stellt in der Regel eine **spezifische Immunisierung** (Impfung) die Antwort dar. Diese kann **aktiv** erfolgen (oben rechts), indem Antigen zur gefahrlosen Erzeugung von immunologischem Gedächtnis verabreicht wird, wobei manchmal unspezifische Stimulantien oder **Adjuvantien** (links oben) einen Verstärkungseffekt ausüben können, oder sie kann **passiv** vorgenommen werden, indem präformierte Antikörper zur Erzielung eines schnellen, aber kurzlebigen Effektes injiziert werden. Manchmal ist es auch möglich, die Immunantwort durch eine Anhebung der Spiegel verschiedener löslicher **Mediatoren** (Mitte rechts und links) oder durch Unterdrückung der Aktivität von **Suppressor-Lymphozyten** (links unten) zu steigern.

Schließlich kann man auch noch versuchen, fehlende oder defekte Komponenten des Immunsystems durch Hormone, Enzyme, Zellen oder Organe zu **ersetzen** (Mitte links). Mit wachsendem Kenntnisstand wird ein Ersatz der defekten Gene wahrscheinlich den Platz dieser Maßnahmen einnehmen. Unterdessen werden ständig neue Immunstimulatoren entdeckt oder entwickelt; und schließlich sollte auch die Möglichkeit, daß einige scheinbar irrationale Heilmittel das Immunsystem auf z. Zt. nicht meßbare Weise günstig beeinflussen, nicht vorschnell abgetan werden.

Adjuvantien (adjuvants) steigern die Immunantwort gegenüber Antigenen, wenn sie gleichzeitig mit dem Antigen verabreicht werden. Ihre genaue Wirkungsweise ist nicht bekannt, doch scheinen die meisten von ihnen die Antigenpräsentation zu verbessern und zu verlängern. Zu den Adjuvantien gehören Ölemulsionen, Metallsalze (z. B. $Al(OH)_3$) und seit kurzem auch synthetische Lipidvesikulae („Liposomen"). Die am stärksten wirksamen Adjuvantien (wie z. B. Freunds-Adjuvans) sind jedoch zu toxisch, um beim Menschen eingesetzt werden zu können. Es werden daher z. Zt. erhebliche Anstrengungen unternommen, um verträglichere Adjuvantien zu entwickeln. Die meisten Hoffnungen werden derzeit auf verschiedene Fraktionen von mykobakteriellen Zellwänden (z. B. Muramyldipeptid) und auf pflanzliche Substanzen (wie z. B. Saponin) gesetzt, doch ist das Problem noch keineswegs gelöst.

Makrophagenaktivierung (macrophage activation). Viele der Makrophagenfunktionen – einschließlich der Zytotoxizität gegenüber Tumoren – lassen sich durch Mykobakterien (z. B. BCG), Corynebakterien und andere Bakterienprodukte (z. B. Endotoxin) steigern. Auch viele Adjuvantien stimulieren Makrophagen, ebenso T-Lymphozyten (durch Lymphokine), aber die genauen Auswirkungen auf die Makrophagenfunktion sind je nach der Natur des aktivierenden Stimulus leicht unterschiedlich.

Ersatztherapie (replacement therapy). In einigen Fällen von schwerer kombinierter Abwehrschwäche (SCID) hat eine Knochenmarkstransplantation zur Wiederherstellung der Immunfunktionen geführt. Bei Patienten mit einem Mangel an ADA (s. Abb. 36) kann dieser Enzymmangel durch Bluttransfusionen ausgeglichen werden. Beim Di George-Syndrom hat man mit Thymustransplantationen eine Wiederherstellung der T-Zell-Funktion erzielen können, und Thymushormone werden gerade im Rahmen der Behandlung einer Reihe von T-Zell-Defekten getestet.

Mediatoren (mediators). Interferone, Interleukine und andere lösliche Mediatoren könnten als Aktivatoren ihrer jeweiligen Zielzellen große klinische Bedeutung gewinnen. NK-Zellen reagieren besonders leicht auf eine Aktivierung durch Interferon und IL-2. Mit spezifischen Helferfaktoren könnte evtl. eine antigenspezifische Steigerung bestimmter Immunreaktionen erzielt werden – sofern sie sich in ausreichenden Mengen beschaffen ließen. Anscheinend hat sich Transferfaktor, ein Extrakt aus normalen Leukozyten, schon bei der Behandlung von durch einen T-Zell-Defekt bedingten Infektionen als vorteilhaft erwiesen, doch ob dieser Faktor spezifisch oder unspezifisch wirkt, ist noch umstritten.

Passive Immunisierung (Passive Immunisation)

Antikörper (antibody). Bei Patienten, die einer Krankheit bereits ausgesetzt sind, kann der passive Transfer von Antiserum lebensrettend sein; Beispiele hierfür sind Tetanus, Hepatitis B und Schlangenbisse. Ursprünglich wurden Antisera aus Pferden gewonnen, aber wegen der Gefahr der Serumkrankheit (s. Abb. 13) zieht man heute menschliches Rekonvaleszentenserum vor. Patienten mit Antikörpermangelsyndrom können durch die Verabreichung von normalem Humangammaglobulin einen guten Schutz gegen häufige Infektionen erlangen.

Aktive Immunisierung – Impfung (Active Immunisation – Vaccination)

Der Ausdruck „Vakzine" (Impfstoff) wurde von Pasteur zum Gedenken an Jenners klassische Arbeit mit Kuhpocken (Vaccinia) eingeführt und wird heute auf alle Agentien angewandt, die zur Induktion von spezifischer Immunität und Abschwächung der Auswirkungen von nachfolgenden Infektionen eingesetzt werden. Impfstoffe werden so früh eingesetzt, wie es unter praktischen Gesichtspunkten sinnvoll erscheint, wobei man berücksichtigen muß, daß das Immunsystem in den ersten Lebensmonaten noch nicht voll entwickelt ist und passiv über die Plazenta und/oder die Muttermilch übertragene Antikörper zu einer spezifischen Hemmung der Entwicklung einer eigenen Antikörperantwort durch das Baby führen. Im allgemeinen findet die Erstinjektion eines Impfstoffes deshalb im Alter von etwa 6 Monaten statt (mit nachfolgenden „booster"-Dosen), doch kann das genaue Impfschema von lokalen Gegebenheiten abhängen, was man in speziellen Lehrbüchern nachschlagen kann.

Heterologe Lebendimpfstoffe (Fremdimpfstoffe) üben ihre Schutzwirkung dadurch aus, daß sie durch kreuzreagierende Antigene eine mildere Erkrankungsform und gleichzeitig eine gute Immunität gegen die ursprünglichen, gefürchteten Krankheitserreger hervorrufen. Das einzige wichtige Beispiel hierfür ist der Vaccinia-Impfstoff, der die Eliminierung der Pocken ermöglicht hat.

Lebendimpfstoffe aus **abgeschwächten (attenuierten)** Viren (Masern, Gelbfieber, Polio, Röteln) oder Bakterien (BCG) führen zu subklinischer Erkrankung und in der Regel zu einer sehr guten Immunität. Große Vorsicht ist jedoch bei abwehrgeschwächten Patienten geboten.

Inaktivierte Impfstoffe finden dann Verwendung, wenn sich eine Attenuierung der Erreger nicht erreichen läßt; dazu gehören durch Formalin abgetötete Viren wie Tollwut- und Influenzaviren und Bakterien wie Cholera- und Pertussiserreger. Diese Todimpfstoffe sind sicherer, aber für gewöhnlich auch weniger wirksam als Lebendimpfstoffe, wobei einige von ihnen auch einen nützlichen adjuvanten Effekt auf andere, gleichzeitig verabreichte Impfstoffe ausüben können (z. B. Pertussis im „Dreifachimpfstoff" zusammen mit Diphterie und Tetanus).

Toxoide sind durch Formalinbehandlung inaktivierte Bakterientoxine (z. B. Diphterie- und Tetanustoxin), die ihre antigenen Eigenschaften beibehalten haben.

Kapselpolysaccharide induzieren eine wirksame Antikörperantwort gegen Meningokokken-, Pneumokokken- und Hämophilusinfektionen.

Impfstoffe aus **Virusbausteinen** (z. B. Hepatitis B) sind ebenfalls sehr wirkungsvoll, aber teuer.

Synthetische Impfstoffe. Es sind außerordentliche Anstrengungen unternommen worden, um entweder auf chemischem Wege oder durch rekombinante Gentechnologie reine mikrobielle Antigene zu synthetisieren. Es ist gut möglich, daß irgendwann synthetische Impfstoffe die o. g. Zubereitungsformen ablösen werden. In bestimmten Fällen könnten sich auch antiidiotypische Impfstoffe als nützlich erweisen (s. Abb. 20).

Größenvergleiche

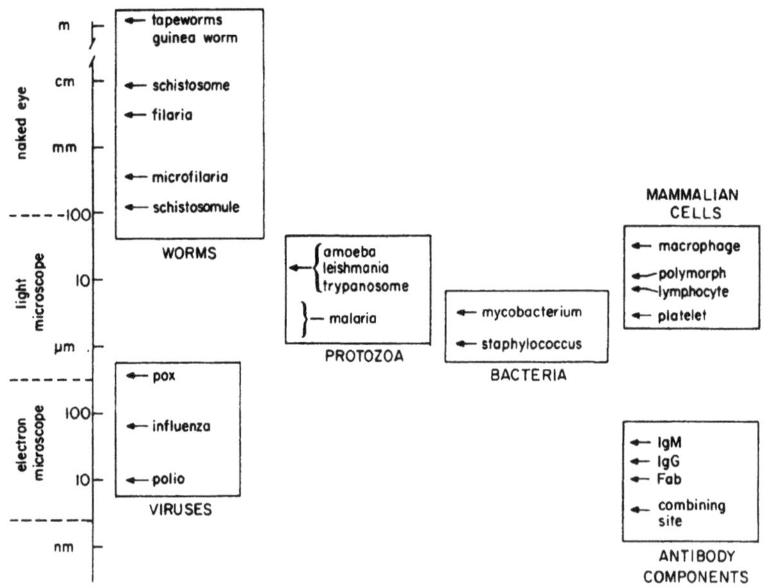

Molekulargewichte im Vergleich

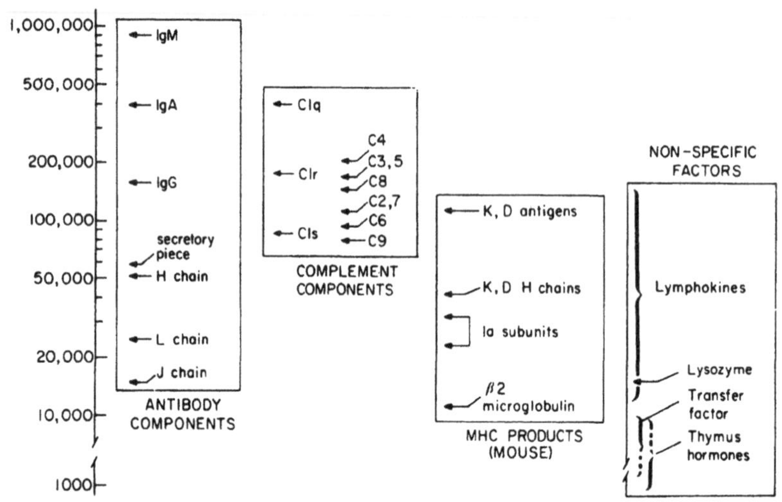

Daten zur Geschichte der Immunologie

1798	Jenner: Pockenimpfung – Geburt der Immunologie
1881–5	Pasteur: Impfstoffe aus attenuierten Erregern (Cholera, Anthrax, Tollwut)
1882	Metchnikoff: Phagozytose (Seestern)
1888	Roux; Yersin: Diphterie-Antitoxin (Antikörper)
1890	v. Behring: passiver Impfschutz durch Antikörper (Tetanus)
1891	Koch: Überempfindlichkeitsreaktion vom verzögerten Typ (Tuberkulose)
1893	Buchner: hitzelabiler Serumfaktor (Komplement)
1896	Widal: Diagnostik mittels Antikörpernachweis (Typhus)
1897	Ehrlich: „Seitenketten"-Theorie (Rezeptoren postuliert)
1900	Landsteiner: ABO-Blutgruppen
1902	Portier & Richet: Überempfindlichkeit
1903	v. Pirquet: lokale Anaphylaxie
1910	Dale: Histamin
1817	Landsteiner: Haptene, Carrier, Antikörperspezifität
1922	Fleming: Lysozym
1936	Gorer: Transplantationsantigene
1938	Tiselius & Kabat: Antikörper als Gammaglobuline
1943	Chase: Übertragung von DTH durch Zellen
1944	Medawar: Abstoßung von Hauttransplantaten als Immunantwort
1945	Coombs: Antiglobulin-Test auf Erythrozyten-autoantikörper
1947	Owen: Toleranz bei Zwillingen (Rind)
1952	Bruton: Agammaglobulinämie
1953	Billingham, Brent & Medawar: Induktion von Toleranz bei Neugeborenen
1956	Glick: Bursa-Abhängigkeit der Antikörperantwort
1956	Roitt & Doinach: Autoantikörper bei Schilddrüsenkrankheiten
1957	Isaacs; Lindenman: Interferon
1959	Gowans: Rezirkulation von Lymphozyten
1959	Burnet: „clonal selection"-Theorie
1960	Nowell: Lymphozytentransformation (PHA)
1961–2	Miller; Good: Thymusabhängigkeit von Immunantworten
1966–7	Claman; Davies; Mitchison: Kooperation von T- und B-Lymphozyten
1971	Gershon: Suppression durch T-Lymphozyten
1974	Jerne: „network"-Theorie der Immunregulation
1975	Zinkernagel & Doherty; Bevan: „dual recognition" (Antigen plus MHC-Molekül) durch T-Lymphozyten
1975	Köhler & Milstein: monoklonale Antikörper (von Hybridomen produziert)
1984	Genetik und Struktur des T-Zell-Rezeptors

Einige ungelöste Probleme

Autoimmunität: Sind Viren an allem schuld?
Krebs: Wird die Immunologie dabei wirklich von Nutzen sein?
HLA und Krankheit: Wie und warum sind sie assoziiert?
Organtransplantation beim Menschen: Welches sind die kritischen Antigene, und wird sich spezifische Toleranz erzeugen lassen?
Netzwerke: Wie wichtig sind sie wirklich bei der Regulation von Immunantworten; werden wir sie uns nutzbar machen können, um in die Immunregulation einzugreifen und Immunantworten zu kontrollieren?
Mediatoren (Lymphokine, Monokine, Cytokine, Wachstumsfaktoren): Warum ist die Überlappung ihrer Funktionen so ausgeprägt?
T-Lymphozyten: Haben Helfer- und Suppressor-Lymphozyten das gleiche immunologische Repertoire?
Thymushormone: Gibt es sie wirklich, und werden sie von klinischem Nutzen sein?
Transferfaktor: Was ist das, und wie funktioniert es?
Impfung: Werden die Parasiten irgendwann unterliegen?

Register

Bei Fragen zur Produktsicherheit wenden Sie sich bitte an:
If you have any questions regarding product safety, please contact:

Walter de Gruyter GmbH
Genthiner Straße 13
10785 Berlin
productsafety@degruyterbrill.com